JN171554

Nursing Diagnosis

改訂第3版 黒田裕子の

入門看護診断

黒田裕子

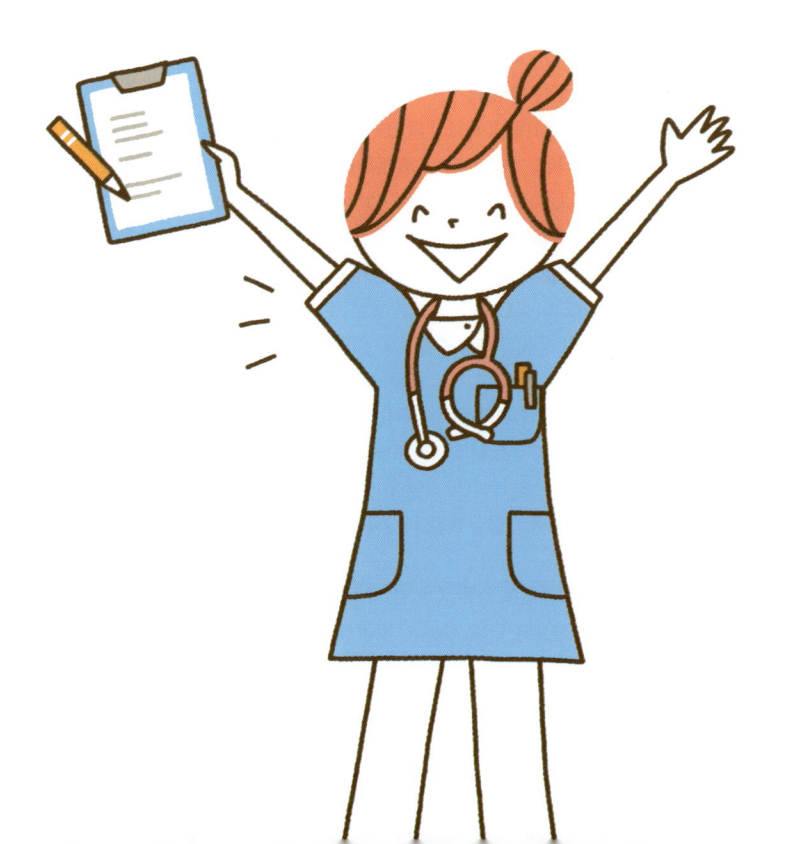

照林社

■ 著者紹介

黒田　裕子 (くろだ・ゆうこ)

1977年徳島大学教育学部看護教員養成課程卒業、北里大学病院脳神経外科病棟勤務、聖カタリナ女子高等学校衛生看護科・専攻科、日本赤十字社医療センター脳神経外科病棟勤務を経て、聖路加看護大学修士課程修了（看護学修士号取得）。卒業後、日本赤十字中央女子短期大学講師を務め、1988年聖路加看護大学大学院看護学研究科博士後期課程に入学、1991年同大学大学院修了（看護学学術博士号取得）。同年より、東京医科歯科大学医学部保健衛生学科看護学専攻・助手（学内講師）として勤務、1993年より日本赤十字看護大学助教授、1995年同大学教授として勤務、2003年4月より北里大学看護学部教授および大学院修士課程・博士後期課程に2004年4月より新設したクリティカルケア看護学教授、2012年7月より2014年6月まで看護学部長、看護学研究科長。2015年4月より2016年12月まで徳島文理大学大学院看護学研究科教授を務めた。

著書：「わかりやすい看護過程（1994年）」（著　照林社刊）。「理論を生かした看護ケア（1995年）」（編著　照林社刊）。「NANDA-NOC-NICの理解：看護記録の電子カルテ化に向けて（2003年）」（著　医学書院刊）。「川島みどりと黒田裕子の考える看護のエビデンス（2005年）」（共著　中山書店刊）。「黒田裕子の看護研究step by step第3版（2006年）」（著　学習研究社刊）。「NANDA-I　看護診断の基本的理解第2版（2008年）」（著　医学書院刊）。「やさしく学ぶ看護理論—ケースを通して改訂3版（2008年）」（監修　日総研出版）。「成人看護学（2008年）」（編著　医学書院刊）。「改訂版入門看護診断—看護診断を使った看護計画の立て方（2009年）」（著　照林社刊）。「看護介入分類（NIC）原著第5版（2009年）」（共訳　南江堂刊）。「NANDA-NOC-NICの理解：看護記録の電子カルテ化に向けて第4版（2010年）」（著　医学書院刊）。「事例展開でわかる看護診断をアセスメント（2011年）」（編著　医歯薬出版刊）。「NANDA-NIC-NOCの理解：看護記録の電子カルテ化に向けて第5版（2012年）」（著　医学書院刊）。「看護診断のためのよくわかる中範囲理論第2版（2015年）」（監修　学研メディカル秀潤社刊）。「NANDA-I-NIC-NOCの基本を理解する　最新の動向と看護計画への活用の仕方（2016年）」（編著　医学書院刊）。「やさしく学ぶ看護理論改訂4版（2016年）」（監修　日総研出版刊）。「黒田裕子のしっかり身につく看護過程改訂第2版（2018年）」（著　照林社刊）。「看護成果分類（NOC）原著第6版（2018年）」（監訳　エルゼビア・ジャパン刊）。「看護介入分類（NIC）原著第7版（2018年）」（監訳　エルゼビア・ジャパン刊）ほか。

改訂第3版の序

　本書「入門・看護診断」の第1版は、刊行以来、多くの読者を得ることができました。2年目看護師である"ゆう子"が読者になり代わって疑問を投げかけ、それに答える解説という形でストーリーをつくったことが功を奏したと思っています。さらに優秀な主任の存在も、2年目看護師である"ゆう子"を刺激し、読者にもわかりやすい解説をしてくれることにつながっていると思っています。

　さて、第1版では「NANDA-I看護診断 定義と分類」の「2003-2004」を基本にしながら、邦訳本がまだ刊行されていなかった「2005-2006」についても解説しました。「NANDA-I看護診断 定義と分類」は、「2015-2017」までは2年に1回の改版が継続しています。「2015-2017」からは、3年に1回の改版に変わり、それ以前とは変わって分厚い本となっています。

　2018年現在、「NANDA-I看護診断 定義と分類」の最新版は、「2018-2020」です。さらに、本書で解説しているNOC（看護成果分類）の最新版は原著第6版です。NIC（看護介入分類）の最新版は原著第7版です。これらNANDA-I看護診断、NOC、NICの最新版を本書でも解説する必要が出てきました。

　改訂第3版は、旧版の基本的な内容はそのまま含め、最新版のNANDA-I看護診断、NOC、NICを解説することにしました。また、アセスメントに活かしていただきたいと考え、コラムとして"看護診断の背景にある中範囲理論"、"発達理論とは"、"ストレス・コーピング理論とは"についても解説しました。巻末の「Q＆A」にでも看護診断に関する疑問に答えています。

　昨今、NANDA-I看護診断をはじめ、NOCやNICを導入する医療施設が増えています。難解だと受け取られているこれらNNNに対するわかりやすい解説書として、本書を活用していただければ幸いです。

2018年5月

黒田裕子

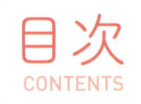

目次
CONTENTS

第1部 ▶ **看護診断の基礎知識**

1 ▶ **看護過程とは？ 看護診断とは？** （どうして看護診断なの？）···· 2

看護過程とは ·· 2
アセスメントとは ··· 3
全体像とは ··· 4
ケアプランとは ··· 6
看護診断と健康問題 ·· 7
NANDA-I看護診断による「問題」の表現 ··· 8
分類法とは ··· 9

2 ▶ **NANDA-I看護診断をわかりたい！** ·· 11

NANDA-I看護診断は何を意味している？ ·· 11
NANDA-I看護診断を組み立てているもの ·· 12
診断指標の捉え方 ··· 15
関連因子の捉え方 ··· 15
リスク型看護診断とは ··· 17
ヘルスプロモーション型看護診断とは ··· 18
シンドロームとは ··· 19

3 ▶ **看護診断分類法Ⅱの考え方** ··· 22

NANDA-I看護診断分類法Ⅱとは ·· 22
NANDA-I看護診断を分類している領域と類 ······································· 24
ヘルスプロモーションとは（領域1） ·· 26
領域2〜5のアセスメント ·· 28
自己知覚とは（領域6） ··· 30
役割関係とは（領域7） ··· 33
領域8〜13のアセスメント ··· 35

4 ▶ **看護過程の再点検** ··· 57

NANDA-I看護診断を用いる看護過程 ··· 58

5 ▶ **看護介入と看護成果** ·· 60

看護介入と看護成果の分類法とは ·· 62
NICを学ぼう ··· 62
NOCを学ぼう ·· 65

第2部 看護診断の臨床実践への活用のしかた

1 NANDA-NIC-NOCを事例に使ってみよう！ …… **74**
簡単な事例で看護診断を考えてみよう！ … **74**

2 ヘルスプロモーションのアセスメント …… **88**

3 自己知覚のアセスメント …… **101**
領域6 "自己知覚" の3つの類 … **101**

4 コーピング／ストレス耐性のアセスメント …… **109**

5 成長発達のアセスメント …… **113**

6 全体像の描写、そして看護診断 …… **116**
関連図から全体像を描く … **116**
M氏の "健康問題に対する反応" を考える … **121**

7 NOC（看護成果分類）とは？ NIC（看護介入分類）とは？ …… **125**

8 看護診断からNOC、NICへ …… **131**
"自尊感情状況的低下リスク状態" の看護成果と看護介入をNOCとNICから考える …… **131**

9 実施と評価 …… **143**
実施と評価とは … **143**
看護介入① アセスメント … **144**
看護介入② 奨励・援助 … **145**
成果指標による評価 … **148**

● 看護診断Q&A … **150**
● 本書に出てくる看護診断にかかわる用語 … **160**
● 索引 … **161**

COLUMN
看護診断の背景にある中範囲理論 … **21**
発達理論とは … **37**
ストレス-コーピング理論とは … **112**

装丁：ビーワークス　カバーイラスト：Igloo*dining*　本文イラスト：きたもりちか　DTP制作：明昌堂

図表目次

第1部 ▶ 看護診断の基礎知識

表1 NANDA-I看護診断“自尊感情状況的低下”の
　　定義、診断指標、関連因子等 ・・・・・・・・・・・・・・・・・・ **12**

表2 NANDA-I看護診断“感染リスク状態”の定義、危険因子等 ・・・ **18**

表3 NANDA-I看護診断“母乳栄養促進準備状態”の定義、
　　診断指標（関連因子は開発されていない）・・・・・・ **18**

表4 NANDA-I看護診断“慢性疼痛シンドローム”の
　　定義、診断指標（関連因子は開発されていない）・・ **19**

表5 「NANDA-I看護診断2018-2020」分類法Ⅱによる
　　領域・類の看護診断名と定義 ・・・・・・・・・・・・・・・・・ **38**

表6 「NANDA-I看護診断 定義と分類2018-2020」
　　から加わった新しい17の看護診断名・・・・・・・・・・ **54**

表7 「NANDA-I看護診断 定義と分類2018-2020」
　　で名称が変更された看護診断名 ・・・・・・・・・・・・・・ **56**

表8 「NANDA-I看護診断 定義と分類2018-2020」
　　で削除された看護診断名 ・・・・・・・・・・・・・・・・・・・・ **56**

表9 NICの7つの領域とその定義 ・・・・・・・・・・・・・・・・・ **64**

表10 看護介入分類“ボディメカニクスの促進”の定義と行動 ・・・ **65**

表11 看護成果分類“体位変換：自力”の定義と指標、測定尺度・・・ **68**

表12 看護成果分類“コーピング”の定義と指標、測定尺度・・・ **69**

表13 NOCの7つの領域とその定義 ・・・・・・・・・・・・・・・・ **71**

表14 看護成果分類“耐久力”の定義と指標、測定尺度・・・ **72**

図1 多軸構造 ・・・・・・・・・・・・・・・・・・・・・・・・・・・・・・・・ **23**

図2 看護診断分類法Ⅱの領域と類 ・・・・・・・・・・・・・・・・ **25**

図3 NANDA-I看護診断を用いる看護過程 ・・・・・・・・・・ **58**

図4 ケアプランの3大構成要素 ・・・・・・・・・・・・・・・・・・ **59**

図5 看護診断と介入、成果の構造 ・・・・・・・・・・・・・・・・ **61**

図6 NICとNOCの構造 ・・・・・・・・・・・・・・・・・・・・・・・・ **66**

図7 NICの7領域と領域Ⅰ 生理学的：基礎の6つの類、
　　類A．活動と運動の管理に含まれている10介入 ・・・ **66**

図8 NOCの7領域と領域Ⅰ 機能的健康の4つの類、
　　類A．エネルギー維持に含まれている8成果 ・・・ **67**

第2部 ▶ 看護診断の臨床実践への活用のしかた

表1 13領域による関連データの抽出とそれらの
　　アセスメント記録用紙・・・・・・・・・・・・・・・・・・・・・・・ **79**

表2 ケアプラン用紙 ・・・・・・・・・・・・・・・・・・・・・・・ **86**

表3 ゆう子が用紙に書き込んだ内容
　　（ヘルスプロモーションのアセスメント）①・・・・・ **94**

表4 ゆう子が用紙に書き込んだ内容
　　（ヘルスプロモーションのアセスメント）②・・・・・ **97**

表5 ヘルスプロモーションのアセスメントのまとめ ・・ **98**

表6 M様の栄養のアセスメント ・・・・・・・・・・・・・・・ **98**

表7 M様の排泄と交換のアセスメント ・・・・・・・・・・・・ **99**

表8 M様の活動／休息のアセスメント ・・・・・・・・・・・・ **99**

表9 M様の知覚／認知のアセスメント ・・・・・・・・・・・ **100**

表10 ゆう子が用紙に書き込んだ内容
　　（自己知覚のアセスメント）・・・・・・・・・・・・・・・・ **106**

表11 自己知覚のアセスメントのまとめ ・・・・・・・・・・・ **107**

表12 M様の役割関係のアセスメント ・・・・・・・・・・・・・ **108**

表13 M様のセクシュアリティのアセスメント ・・・・・・ **108**

表14 コーピング／ストレス耐性のアセスメントのまとめ ・・ **112**

表15 M様の13領域のアセスメントの結論（まとめ）一覧 ・・・ **115**

表16 “自尊感情状況的低下”の診断指標と関連因子等
　　（該当するものは、赤字で理由を示した）・・・・・・ **123**

表17 “自尊感情状況的低下リスク状態”の危険因子等
　　（該当するものは、赤字で理由を示した）・・・・・・ **124**

表18 看護成果分類“不安のレベル”の定義と指標、測定尺度・・・ **126**

表19 看護感受性を評価するための基準 ・・・・・・・・・・・・ **127**

表20 看護介入分類“不安軽減”の定義と行動 ・・・・・・・・ **129**

表21 看護成果分類“自尊感情”の定義と指標、測定尺度
　　・・ **133**

表22 看護介入分類“自己尊重強化”の定義と行動 ・・ **137**

表23 M氏のNANDA-I看護診断
　　“自尊感情状況的低下リスク状態”に看護成果
　　（NOC）と看護介入（NIC）を適用した結果・・・・・ **140**

表24 M氏に選定した看護介入 ・・・・・・・・・・・・・・・・・・ **144**

図1 13領域のアセスメントの結論からの関連図 ・・・ **118**

図2 NANDA-I看護診断の領域6：自己知覚の構造 ・・・ **121**

図3 看護成果→看護介入の思考の流れ ・・・・・・・・・・・ **131**

図4 M氏に対する看護介入 ・・・・・・・・・・・・・・・・・・・・ **143**

図5 NANDA-I看護診断－看護介入－看護成果 ・・・・・ **147**

図6 看護過程の6つのステップとフィードバック・・・ **148**

第 **1** 部

看護診断の
基礎知識

看護過程とは？
看護診断とは？
（どうして看護診断なの？）

最近あちこちで"看護診断"という言葉が飛び交っています。「"診断"という言葉は医師が使う言葉じゃないのかなあ」と、ゆう子（2年目看護師）は、人には言えないけど、ひっそり思っていました。

「なんか難しそう……。私は難しいことはいやだから……」と、周りの看護師仲間が「セミナーに行こうよ」と誘ってきたときも断っていました。

でも、ゆう子が働いている病院でも「1年後に看護診断を使うようになる」という話を看護師長から聞き、「これは人ごとじゃない！」と、看護診断と向き合わなくてはならないことに……。

そこで、仕方なく本を買って勉強することにしました。

ゆう子は、まず看護過程との違いが説明されている解説部分を読んでみることにしました。

"看護過程"といえば、看護系大学時代に実習でがんばって勉強した記憶があったからです。

看護過程とは

看護過程とは、看護を科学的に、知的に実践するために不可欠な道具であり、6つのステップからなる。

看護過程の6つのステップとは、「情報収集」→「アセスメント」→「全体像」→「ケアプラン（看護計画）立案」→「実施」→「評価」である。

ゆう子は、看護過程の最初のステップである「情報収集」については、よく知っていました。

この「情報収集」っていうのは、患者様が入院されたら入院時の初期情報をとる、アナムネーゼ（アナムネ聴取）のことだよね。
うちの病院は、昔からヘンダーソンの理論をアナムネーゼの枠組みにしているんだっけ。でも、ヘンダーソンの枠組みでも患者様の生活面の情報もとれるし、

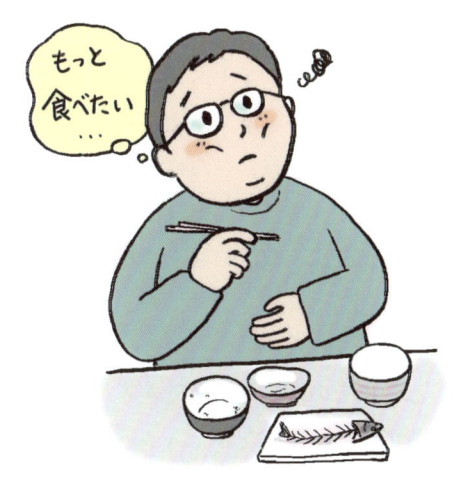
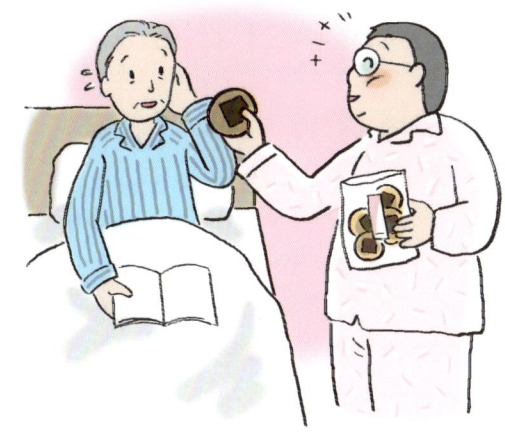

ご家族のことや職業なんかも聞いている
し、別にいいんじゃないの……。
　それで……、「アセスメント」というの
は……。

アセスメントとは

　アセスメントとは、情報収集した生データ
を解釈し、判断し、推論することである。

　たとえば血圧は、120／60であれば基準値
の範囲内である、と判断できるだろうし、
200／120であれば基準値よりも高いと判断で
きる。これらのいわゆる測定された値につい
ては、すべて基準値が明らかにされているの
で、基準値に照らし合わせて考え判断するこ
とができる。

　しかし、患者の行動を表しているような生
データが情報収集された場合はどうだろう。
行動が示している意味を解釈する、つまり患
者の行動に、どのような意味があるのかを考
えることが必要となる。

●糖尿病患者の間食をめぐる行動の意味

　たとえば、45歳、糖尿病で入院しているS
氏は、人前では「私は食事療法をきっちり守
っているのに、また入院することになって
……」と言っているにもかかわらず、看護師
に隠れて、こっそり間食をしていたとしよう。

　この“S氏が間食している”という行動
は、同室の患者から聞いた「そうね、いつ
も3時ごろになると習慣だからと言って、お
煎餅とかお菓子を食べているよ。私たちにも
配ってくれるんだよ」という情報からわかっ
たことである。

　それでは、S氏のこの行動は何を意味して
いるのだろうか？　単に「間食をしている」
という行動だけではなく、つまり生データで
はなく、「間食をしている」という行動、さ
らにS氏は人前では食事療法を守っていると
言っているという行動。これらの行動の意味
することを考えるのである。

　考えられることは、S氏にとって食事療法
はストレスになっているのではないか、とい
うことである。

　3食の治療食では物足りず、身体に悪いと

知っていながら間食をしているのではないだろうか。

また、食事療法を守れないという行動が、糖尿病を悪化させてしまう、あるいは合併症を併発させてしまう、という病気についての知識が不足しているのではないだろうか。

● アセスメントはくり返される

このように、行動の意味を推測し、とりあえずの判断をすることがアセスメントである。

しかしながら、アセスメントには正解があるわけではない。とりあえずの推測をしながら判断し、その後、さらに行動に関する情報を得ながら、より真に迫ったアセスメントができるように、仮説検証をくり返していくのである。

ここまでの解説を読んできて、ゆう子は難しさに戸惑いました。

うーん、さすがに難しいわね。わかったようでわからないような……。ということは、患者様からいろいろと情報を得るけど、その情報が、その患者様のどういうことを表しているのかを私が推測するってことね。

うん、うん。何となくわかる。だって、昨日もＡ様（ある患者様）が夜中にナースコールを何度も何度も押してきたけど、あれは明日手術だというんで、気持ちが落ち着いていなかったんだね、きっと。だから先生（主治医）のオーダーがあった薬（眠剤）を持っていったんだ。

Ａ様の「夜中にナースコールを何度も何度も押す」という行動が、Ａ様のどのようなことを表しているのかを推測するということね。

私はあのときに「明日手術があるから、不安で落ち着かないんだろう」と考えたんだった。あれってアセスメントよね。それで、先生のオーダーを確認して薬を持っていった。これは私が患者様に看護ケアを提供したということね。

アセスメントは、患者様にとって何がよい看護ケアなのかを考えるときに必要だってことね。

ゆう子は、臨床においては日常茶飯事のことである"頭の中で考えているアセスメントという知的作業"をアセスメントとして認識していなかったことに気づきました。アセスメントが何であるのかを、解説書を通して今一度認識したようです。

それで、「全体像」というのは？まだまだ看護診断のページにも行ってないのに、なんか大変だな……。でも、がんばるしかない。

全体像とは

全体像は、統合体として機能している人間全体を、できる限り少ない字数で、患者が最大限に見えるように文章化して描くことである。

前段階のアセスメントでは、患者の部分的なアセスメントをしてきたはずである。

たとえば、次のような部分的なアセスメントをしてきた。

栄養は？

排泄は？

役割は？

不安は？

　そのあと、それら部分的なアセスメントを統合して、1人の人間全体として描くのである。

　全体像とは、これさえ読めば、その設定時点のその人の全体が見える、把握できる、理解できる、というものである。

　また、全体像を描く際に、部分的なアセスメントを図式化して、関連図（後出、p.118〜119）を描くことをおすすめしたい。関連図を描くことで、部分的なアセスメントどうしの関係をビジュアルに理解することができ、さらに関連図を見ながら全体像を描写していくと、比較的、頭の整理ができやすい。

●全体像の書き方

　全体像の書き方としては、まず、○年○月○日（○時：急性期の場合は時間まで必要となる）というように、全体像を描く時点を定める。

　そして、段落ごとに、以下のようなポイントでまとめるとよい。

　1つ目の段落には、患者のプロフィールを書く。つまり、患者の年齢、性別、家族構成、同居家族、職業など、患者の生活構造やライフプロセスが簡潔に理解できる内容を書く。

　2つ目の段落には、主たる既往歴、現病歴を書く。

　3つ目の段落には、入院してから全体像設定時点までの治療経過および病態経過を書く。

　そして、4つ目の段落になって、部分的なアセスメントを統合させた内容を書く。

　ゆう子は「全体像」のところを読んで驚きました。

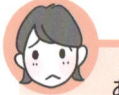

“全体像”という言葉は、今まで何となく聞いたことがあったけど、こういうことなんだ。患者様は心身が1つ。だから、別々にアセスメントをしていたことを一緒に合わせて、1人の人間の像を描いていくってことね。

全体像の書き方まで書いてある。この通り書いてみれば、私にもできそうだなあ……。

でも、この関連図っていうのは何だろう？ 解説書の後ろに事例もあったから、そこでもう1回見てみないと、これだけじゃわからないな……。

次はケアプラン（看護計画）立案か。あ、ここまでくると看護診断のことがやっと書いてあるな。

さて、一番肝心なところだ。

ということで、ゆう子は本気になって解説書を食い入るように読みはじめました。というのも、ケアプラン（看護計画）立案のところに「このケアプラン立案になると、看護過程と看護診断の違いがはっきりと表れる」と書かれていたからです。

ケアプランとは

ケアプランは、一般には「看護計画」と呼ばれているものである。

私たち看護師が、看護の視点で患者の問題を全体像の描写から見いだして、優先するものから順に考えていく。そして、見いだされた問題に対して、どのような看護援助を行っていくのか、という援助、つまり具体的な看護行為を考える。

その援助を患者に対して実際に行うことによって問題が解決された場合、どのような望ましい症状、徴候、行動などが患者に観察されるのか、という期待される結果（「行動目標」と呼んでいるところもある）を考えるのである。

つまり、ケアプランの大きな構成要素は、

①問題
②援助（具体的な看護行為）
③期待される結果（行動目標）

の3つである。

ここまで読み進めて、ゆう子は自分の施設の看護計画を振り返りました。

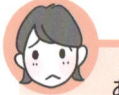

ああ、うちの病院はケアプランを「看護計画」と呼んでいる。

欄はやはり3つある。

1つ目の欄は、確か“看護上の問題点”となっていた。確かに優先順位を考えて、重要な問題から、＃1：○○、＃2：○○、＃3：○○と書いていくことになっている。

2つ目の欄は“行動目標”となっている。この部分は“期待される結果”とも言うんだ。

最後の欄は“看護行動”を書くことになっていた。

これが3つということか。それで……。

看護診断と健康問題

看護診断を使う場合は、ケアプランの構成要素である「問題」に相当する部分に使用することになる。

●看護診断は"健康問題に対する反応"が対象となる

看護診断は、"健康問題に対するその人の反応"を臨床判断によって診断することである。

つまり、正確には看護の対象は「問題」ではなく、"健康問題に対する反応"と言わなくてはならない。

医師が"健康問題"そのものを診断するのに対して、看護師は"健康問題に対する反応"を診断するのである。したがって看護師は、看護の視点でその患者の反応、つまり、その病気に罹患した患者が、病気に罹患したことでどのような反応を示しているだろうか、という行動の観察およびアセスメントをしなければならない。

患者の反応は、客観的な観察のみならず、その患者の主観的な言動を正確に捉えてアセスメントしなければ見えてこないだろう。

看護の視点で"健康問題に対する反応"をしっかりと捉えること、つまり患者の行動のアセスメントを行うことができなければ、看護診断を使うことはできない。

●看護診断はNANDA-I看護診断だけではない

また、現在日本に紹介されている看護診断には、次のようなものがある。

①NANDAインターナショナル（North American Nursing Diagnosis Association International、北米看護診断協会インターナショナル、以下「NANDA-I」と略す）が開発し、分類しているNANDA-I看護診断。

②ゴードン（M.Gordon）が開発し分類しているゴードン看護診断。

③カルペニート（L.Carpenito）が開発し分類しているカルペニート看護診断。

本稿では、NANDA-I看護診断を紹介していく。

ここで「看護診断」って言葉がはじめて出てきた。

看護診断というのは、ナースが看護の視点で診断するってことね。

医師が"健康問題そのもの"を診断し、ナースが"健康問題に対する反応"を診断するという違いがあると書いてあった。

Ａ様の例で言えば、Ａ様は胃がんだから、"胃がんそのもの"を医師が診断し、ナースは"胃がんに対するＡ様の反応"を診断するってことか……。

だから私たちナースは、Ａ様の悩みごとを聞いたり、Ａ様とコミュニケーションをとりながら、Ａ様は今痛みがあるのか、手術に対してどう思っているのか、など、Ａ様の反応を観察しているんだな。看護の視点って、そういうことか。

私たちナースは四六時中、患者様と接しているし、ドクターよりも患者様とお話をする機会をもっている。ご家族の方とも結構お話しているし、いろいろな行動を観察できる位置にいるんだ。

今まで「問題」を書いていたところに、この看護診断を使うということはわかったけど、このNANDA-Iってどんなものだろう。

北米看護診断協会インターナショナルと書いてあるけど、これは人の名前じゃないよね。団体ってことかな。

ゴードンやカルペニートは人の名前だよね。NANDA-Iは違うんだ。頭文字をとって"ナンダアイ"って呼ぶのね。

ゆう子は、はじめて「NANDA-I」という名称を目にして、NANDAインターナショナルが国際的な組織の1つであることを、どうやら理解したようです。

ゆう子は、この先も解説をどんどん読み進めていかないと、理解が難しいことが多いと気づきました。しかし、1つ1つ着実に、ゆう子の頭は整理できていっています。

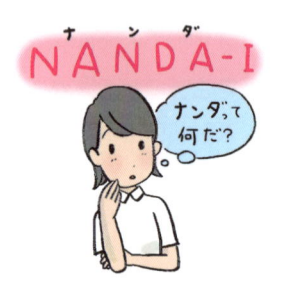

NANDA-I看護診断による「問題」の表現

今まで自由な言葉を使って「問題」を表現していたが、NANDA-I看護診断を使うことになれば、この部分に自由な言葉を使うことはできない。NANDA-I看護診断で表現していくのである。

したがってNANDA-I看護診断とは何か、どのようなものなのか、ということを基本的に理解していなければ使えない。

次の章でNANDA-I看護診断の詳細について解説していく。ここでは、なぜこのような、いわゆる看護実践用語の分類法を使わなければならないのか、その理由を解説しておこう。

ふーん、「問題」を自由に表現できないってことは、全部、NANDA-I看護診断で表していくってこと？

ということは、このNANDA-I看護診断には表現できるような言葉がいっぱいあるってことね。主任さんが持っていたあの本*のことね。主任さんはいつも熱心にあの本を見ていたけど、あの本を理解しないと使えないってことなんだ。

なるほど、主任さんが熱心に見るわけだ。主任さんは看護記録委員会に入っているし、勉強しないと、うちの病院にNANDA-I看護診断を入れることができないよね。

　私もあの本を買ったほうがいいのかな。さち子に相談してみようっと。さち子も持っているのかなあ。

　使う理由ってもんがあるわけね。よく見ておかないとね。

　それにしても、この"看護実践用語の分類法"って言葉、何とかならないのかしら。この言葉だけでアレルギーになってしまう。

＊NANDAインターナショナル／上鶴重美.（2017/2018）．NANDA-I看護診断　定義と分類2018-2020原書第11版．医学書院.

　ゆう子は次から次へと新しい知識が入ってくるので、多少頭がパンクしかけているのですが、ゆう子の病院にもNANDA-I看護診断が導入されると聞いて、興味のほうが勝っているために、次の解説へと目をやりました。

分類法とは

　看護実践用語とは、看護師が看護を実践する際に使用している用語のことを指している。それらの用語を一挙に集めて、分類、整理してまとまった形にすることを、分類法という用語で言い表している。

　NANDA-I看護診断は、"健康問題に対する反応"を表現する用語を一挙に集めて、分類、整理してまとまった形にしているのである。

　『NANDA-I看護診断　定義と分類2018-2020』には、244個の看護診断名が収められている。このような244個の看護診断名は、無秩序に並んでいるのではなく、1つのまとまりをもった構造で分類、整理されている。これをNANDA-I看護診断分類法Ⅱと呼んでいる。これについては、あとの章で詳しく解説する。

　NANDA-I看護診断以外にも、このような看護実践用語を分類しているものがある。

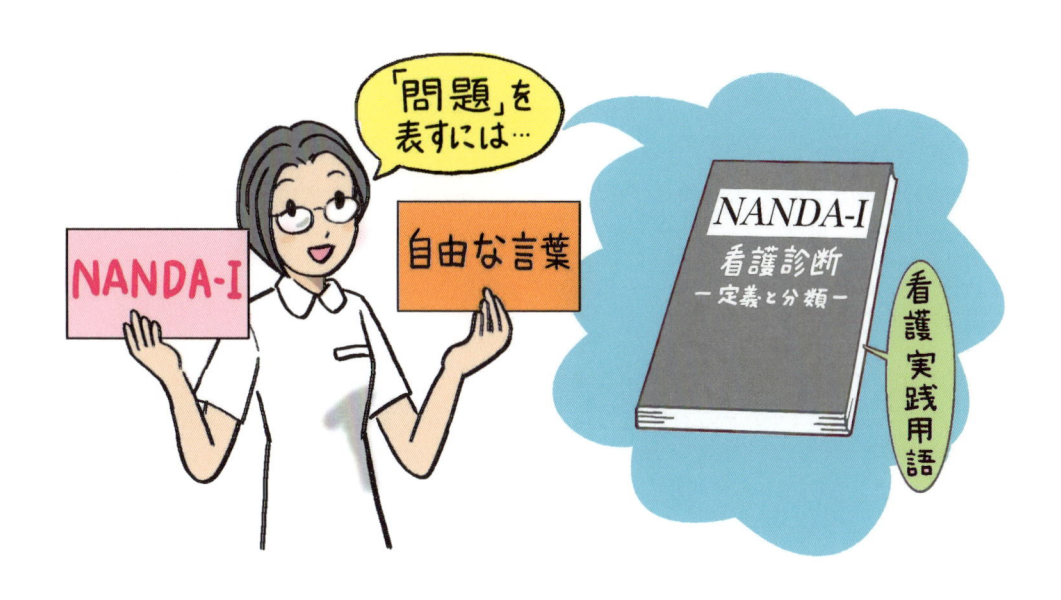

もっとも大きな組織として取り組んでいるものでは、国際看護師協会の**看護実践国際分類**（International Classification for Nursing Practice、以下「ICNP®」と称す）がある。

ICNP®プロジェクトには日本も加わっており、日本看護協会にはICNP®プロジェクト（日本語版）が組織され、活動を継続的に行っている。すでに日本語版が刊行されている。

● 電子カルテシステム導入で求められる看護実践用語の分類法

看護実践用語の分類は、医療情報の電子カルテシステムが推進されようとしている今日、看護部門がコンピュータへ入力する用語

を確立しなくてはならないという時代の要請がある。

また、看護実践を用語として目に見える形にすることで、看護師が何を行っているのかを客観的に第三者に示すことができる。

わが国でも看護記録に電子カルテシステムを稼働中および導入予定施設が、ここ20年間をピークとして急増している。したがって、看護実践用語の分類法はなくてはならないものとして、着実に看護の現場に定着してきているのである。

ゆう子はちょっと難しい箇所はあるものの、何となく看護実践用語の分類法がなぜ必要であるのかがわかってきたようです。

なんか難しいけど、電子カルテが入ってくると、うちの病院でも看護記録に困るだろうな。入力する用語かあ……、そうだなあ、それがないと記録に困っちゃうなあ。

でも、患者様にはどうやって見せるんだろうか。見せないのかなあ、こんな疑問もわいてくるな。

ま、とにかく、何となくこのような動きが世界中にあるんだってことは、わかった気がする。だからうちの病院でもNANDA-I看護診断だけでも使うことにしたんだな……。

うちの病院も今後は電子カルテになるのかなあ。そういう時代になっているってことなんだから、時代の波に乗っていかないと……。

今日はここまでにしよう。

明日の勤務のために寝ないと身体がもたないしな。あとは今度のときにしようっと。

でも、ほんと、勉強になるな。

2 NANDA-I看護診断をわかりたい！

久しぶりに深夜勤務明けの休みの日、ゆう子はこの間の解説の続きを勉強することにしました。

今日は第2章の「NANDA-I看護診断をわかりたい！」のところ。とっつきにくい感じもするけど、とりあえずここは基本編だからきちんと読まなくては……。

NANDA-I看護診断は何を意味している？

『NANDA-I看護診断 定義と分類2018-2020』では、看護診断を以下のように定義している。

看護診断とは、個人・家族・集団・地域社会（コミュニティ）の健康状態/生命過程に対する反応およびそのような反応への脆弱性についての臨床判断である。看護診断は看護師が責任をもって結果を出すための看護介入の選択根拠になる。（第9回NANDA大会で採択：2009年と2013年に改訂）
〔NANDAインターナショナル/上鶴重美．(2017/2018)．NANDA-I看護診断 定義と分類2018-2020原書第11版．医学書院，p.148. より許諾を得て転載〕

この定義から特徴を見ると次のようになる。

1点目は、"NANDA-I看護診断は、個人・家族・集団・地域社会（コミュニティ）の健康状態/生命過程に対する反応およびそのような反応への脆弱性についての臨床判断である"という点である。"臨床判断"ということが明確にされているということは、一定水準をもった看護師の思考過程が機能しなければ看護診断は使えないことを示すものである。

2点目は、"NANDA-I看護診断は、個人・家族・集団・地域社会（コミュニティ）の健康状態/生命過程に対する反応およびそのような反応への脆弱性"を診断するという点である。個人のみならず、家族・集団・地域社会（コミュニティ）に対する看護診断も含まれていることを示している。

3点目は、個人・家族・集団・地域社会（コミュニティ）の健康状態/生命過程に対

する反応およびそのような反応への脆弱性を診断する、つまり、健康状態および生命過程に対する反応と、そのような反応への脆弱性、すなわち、傷つきやすさを診断するという点である。そのために実際に現在存在して

いる診断が**問題焦点型看護診断**であり、脆弱性のある診断は**リスク型看護診断**とされている。さらに、**ヘルスプロモーション型看護診断**もあり、これは健康状態／生命過程に対する反応をより強化できる診断であることを表している。

4点目は、"看護診断は看護師が責任をもって結果を出すための看護介入の選択根拠になる"という点である。つまり、看護診断はどのような看護介入を行うのかの根拠を示すことを明確にしている点である。

ゆう子はNANDA-I看護診断の定義にある特徴の4点を見て、なるほどと理解を増したようです。しかし、まだまだ入り口にいるゆう子は、理解しなければならないことの多さに圧倒され、深夜勤務の疲れで横になってしまいました。

ああ、もう限界！　ちょっと一休みしよう。

少し休み、一段落したところで、再びゆう子は起きて机に向かいました。
今度は"NANDA-I看護診断を組み立てているもの"の解説に入っていきました。

NANDA-I看護診断を組み立てているもの

看護診断は、看護診断名だけを表しているわけではない。例として"自尊感情状況的低下"を見てみよう（ **表1** ）。

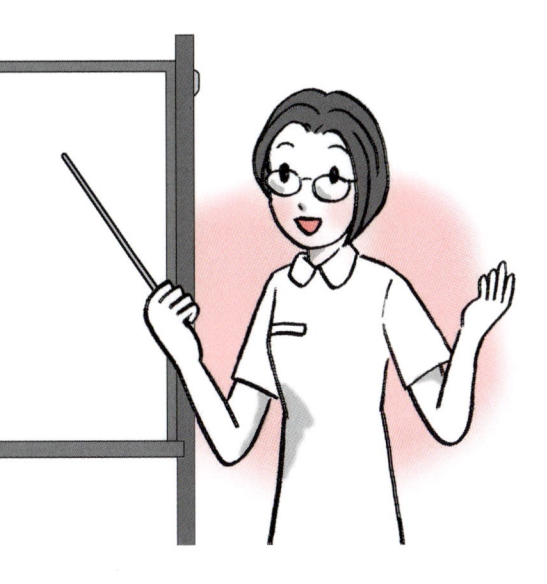

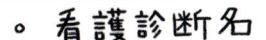

● 看護診断名と定義

表1 のように、まず看護診断は、診断に名称を与えている。"自尊感情状況的低下"は、看護診断名あるいは看護診断ラベルと呼ばれる。

"自尊感情状況的低下"は、"自尊感情"と"状況的低下"が統合されている。これと類似した看護診断名に、"自尊感情慢性的低下"がある。これは、"状況的低下"の部分が、"慢性的低下"となっている。

看護診断名が指している意味は定義を見ることで明らかとなる。"自尊感情状況的低下"の例では、定義は、「現状に対して、自己価値の否定的な見方が生じている状態」とされている。

つまり、現在おかれている状況ゆえに、自分の価値を否定的に受けとめていることを示している。

看護診断の定義は簡潔明瞭に示されているので、定義を十分に理解しなければ、看護診断名のみを見ても、その意味合いがわからない。

● 診断指標

診断指標とは、"自尊感情状況的低下"の看護診断が存在する証拠となっている症状、徴候、行動などを示している。したがって、その看護診断が存在するのかどうかについては、まず診断指標を見て、その患者に該当する診断指標がいくつあるのかを先にアセスメントする必要がある。

該当する診断指標がほとんどない場合は、その看護診断が存在しないことは明らかである。しかし、1つだけしか該当しない、あるいは2つだけ該当するような場合は、他の看護診断の診断指標と比較して、該当する数が多いほうの看護診断を選択することになる。

診断指標がいくつ該当しなければならない、などというような決まりはない。しかし、診断指標の該当する数が多ければ多いほど、その看護診断が存在する確率が高くなる。

＊1　ハイリスク群は、人口統計学的な特性、既往歴や家族歴、成長発達段階、特定のできごとへの曝露や経験といった、人間の反応が起こりやすい特性を共有する人々の集団を意味している。
＊2　関連する状態は、医学診断、傷害、処置、医療機器、あるいは医薬品などを意味している。関連する状態は、看護師が独自に修正・変更することはできないが、正確に看護診断する際には役に立つと考えられる。

ゆう子はここまで読み進めてきましたが、さすがに頭の整理に追われます。

ゆう子はがんばって自己流に解釈していきました。自分の解釈に自信がないと言っているようですが、なかなかがんばっています。

ゆっくり休養をとったあとだったせいか、頭も働いているようです。ゆう子は次へと読み進んでいきました。

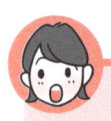

まず看護診断名、これは看護診断ラベルとも言うんだ。

ラベルって、あのラベルを貼るときに使う言葉だね。点滴ボトルに貼ってあるラベルは、点滴ボトルの名前が書いてある。看護診断のラベルも看護診断の名前ってことね。これが“看護診断名”とか“看護診断ラベル”と言うのね。

それで……、ここにあるのは1つの例で“自尊感情状況的低下”。なんと！　9文字熟語だ！こんなに長い名前なんだ……。もともとは英語なんだろうし、これを偉い人がわかりやすく訳してくれているんだから、文句言っちゃダメだよね……。

で、この“自尊感情状況的低下”は分解できるのか、“自尊感情”と“状況的低下”の2つに。分解するとわかりやすいね。

“自尊感情”というのは、自分のことを尊重するってことだね。私なんか、自分のこと、ちっとも尊重していないや……。だから低下もあり得ないけどね……。私のことは、おいといてっと……。

この“状況的低下”って言葉はわかりにくいね。その状況におかれたから、低下するってこと……。どんな場合があるのかしら？

そういえば、看護学生のときに友だちが受け持った患者様が、乳がんで手術をしたあと、すごく落ち込んでいたと話していたけど……。確か、キャリアウーマンで、ばりばり仕事をしていた患者様だったっけ。それが手術のあと、「私なんか、もう仕事なんかできないわ。私に価値なんかあるのか」って悩んでいて、友だちは「どう接していいのかわからなくなっちゃった」と言っていた……。

あの患者様は、この“状況的低下”ってことなのかなあ。つまり、乳がんの手術をしたという状況に出くわしたために、自分の価値が、自分を尊重する気持ちが失せていってしまったってことかなあ……。自分でこんなふうに考えて、間違っているかもしれないし、自信ないなあ。

とにかく、先に進まなくちゃ。

定義というのは、看護診断名の意味ってことね。この定義を見ないと、絶対にその看護診断名の意味なんて、いくら自分で考えてもわからないよね。定義してくれているから、これを見れば意味がわかるってことね。

でも、ここにある“自尊感情状況的低下”の定義って、とてもわかりにくいわね……。

「現在おかれている状況ゆえに、自分の価値を否定的に受けとめていることを示している」と解説にある、これのほうがわかりやすい。

次は診断指標……。これは看護診断名とイコールの関係にあるってことね。その看護診断が存在する証しがここにある。じゃあ、診断指標がないと、その看護診断はないってことなのね。で、この診断指標がいっぱい当てはまるってことが大事だってことか。ふむふむ。なんかここまでは、何とかついていけた……。

診断指標の捉え方

　表1（p.12）に示した"自尊感情状況的低下"の診断指標を見てわかるように、診断指標は、きわめて抽象度が高いことがわかる。したがって、これらの診断指標の1つ1つが、その患者に該当するかどうかについて、病棟カンファレンスなどで、チーム間の話し合いをもちながら慎重に検討していく必要がある。

　看護診断の診断指標は、研究が集積された結果や事例検討などを通して、それらの妥当性が検討されている。したがって、これら1つ1つの意味を理解しながら「この患者の場合は、○○○○のような行動が観察されているが、この診断指標に○○○○のような行動が該当するのではないか」などと、臨床的に観察された具体的な患者行動、あるいは症状や徴候をスタッフどうしで議論しながら、選択していく必要がある。

　この解説はわかりやすいや。病棟のみんなで考えるってところは助かるなあ……。だって、自分だけで考えたってわからないに決まっている。先輩に相談したりしていいんだね。確かに、ここに書かれている診断指標って、ほんと抽象的だ！
　この診断指標の7番目の「状況への対処能力を過小評価する」（表1）って、どういう意味なのかなあ……。患者様が一生懸命におかれている状況に対処しているけど、その自分自身の対処の能力を、実際よりも低く評価しているってことなのかなあ……。今度、主任さんに聞いてみなきゃね……。
　で、次は関連因子！

　ゆう子は病棟の主任さんを頼りにしているようです。院内の看護記録委員会に入っていて委員として活動しているという主任さんに、随時助言を受けたほうがよさそうです。そのうちに、主任さんにも登場してもらいましょう。

関連因子の捉え方

　関連因子とは、その看護診断がなぜ存在するのか、その看護診断の原因らしい因子を指している。ここで"原因らしい因子"とあえて"らしい"としたのは、原因であると断定できないからである。"原因らしいと推測する"という意味である。

　これは原因を特定できないような場合が多いと考えられるためであり、看護診断に至る診断過程では、アセスメントを行う際、常に暫定的な推論をしているはずである。したがって、原因はよくわからないが、今のところは○○○○だと推測される、ということで関連因子を選択してよいのである。

　さて、表1で"自尊感情状況的低下"の関連因子で示されている"ボディイメージの変化"の場合で考えてみよう。

　子宮がんのために広汎子宮摘出術とリンパ節郭清術を実施したあと、F氏、55歳は、完

全尿閉に近い状態になってしまった。自分の力で排尿することはできず、導尿によって尿を排泄しなければならない排尿機能障害になってしまったのである。

「こんなみじめな思いをするなんて……。私が私じゃないみたい。もう元気なころの私ではないわ。周りの人にも恥ずかしくて言えない」

社交的で、人前に出るのが好きで、自分に誇りをもって生きてきたF氏にとって、排尿機能障害は自己価値や自己能力を低下させる契機になってしまった。

このようなF氏の事例で考えると、ボディイメージの変化がF氏の"自尊感情状況的低下"を引き起こしていると推測されるのである。

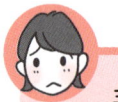

なるほど、そうか。この"関連因子"というのが、"その看護診断の原因らしいもの"だってことね。

今まで「○○に関連した"不安"」というような表現をしていた記録を見たことがあったけど、"○○に関連した"というときの、"○○"というところが関連因子なんだね。新たに考えて「○○に関連した"不安"」と書かなくても、**表 1** にあるような関連因子のリストを選択していけばいいのね……。でも、うちの病院は電子カルテがあるわけじゃないから、この **表 1** の関連因子を＜看護計画欄＞に書き写すってことなのかなあ……。だんだんついていけなくなったなあ。明日、主任さんに聞いてみよう。

でも、今日は結構がんばったなあ。

ゆう子はここまできて、いろいろと山積みになった疑問をどうやら主任さんに聞いてみようと計画しているようです。主任さんは果たして答えてくれるのでしょうか。

翌日、日勤のゆう子は、勤務終了後に主任さんに時間をとってもらいました。

主任　スタッフから聞いたけど、看護診断の勉強を1人でやっているんだって？すごいね。がんばっているじゃないの。

ゆう子　はい。なんか、はまっちゃって……。でも、わからないことが多いんですよ。ちょっといいですか、主任さんに聞いても？

主任　いいわよ。私にわかることならね。

ゆう子　"自尊感情状況的低下"の診断指標の中に、「状況への対処能力を過小評価する」っていうのがあるんですけど、どういう意味なのか……、いまひとつわからないんです。

主任　って、あなたはどう考えるの？

ゆう子　そうですね……、ちょっと考えてみたんですけど、患者様が一生懸命におかれている状況に対処しているけど、その自分自身の対処の能力を、実際よりも低く評価しているってことなのかなあって。

主任　いいんじゃない、あなたが考えている通りで。

ゆう子　ちょっと気になって、進めなくなっていたんですよ。診断指標ということの意味はわかったんで……、それはよかったんですが。

主任	診断指標の意味がわかったなんて、すごいわね。
ゆう子	今、読んでいる解説書が、私にとってはわかりやすかったんです。じゃあ、もう1つ、いいですか？　関連因子ってありますね。『NANDA-I看護診断　定義と分類』を見ると、各看護診断に関連因子がリストされていますね。あれは、うちの病院だったら、看護計画欄にまず看護診断名を書いて、その下に診断指標を書いて、その下に関連因子をあのまま、いちいち書くんですか。あの本を見ながら写すってことですか。
主任	よく勉強しているわね。診断指標も、関連因子も、電子カルテシステムが入っている病院では、すでにシステムに内蔵されているから、画面にこれらがすべて出てきて、そこから私たちが該当するって考えた項目をクリックして選べばいいのよね。でも、ここの病院はまだ手書きの記録用紙だから、あなたが言うように『NANDA-I看護診断　定義と分類』の本を写すしかないわね。だから、あの本は必携よ。それと、見ながら写すってのはちょっと手間にはなるわね。うちの病院も電子化されるって看護師長が言っていたから、それまでは写すことになるけど。でも、あの本を見ながら写していれば、診断指標や関連因子にも慣れてくるし、いいんじゃないの？
ゆう子	やっぱり、そうですね。いろいろわかりました。ありがとうございます。また何かあったらよろしくお願いします。

　ゆう子は理知的な主任さんを尊敬しています。ゆう子の予想通り、主任さんはすらすらと疑問に答えてくれました。

　ゆう子は「主任さんのおかげで勉強がはかどりそうだ」と意気揚々として帰路につきました。そして、帰宅後もその気力をもったまま、次の解説へと進むことができました。

リスク型看護診断とは

　ここまで診断指標と関連因子の解説をしてきたが、実は、これら以外に「危険因子」がある。

　p.12で少し説明したが、看護診断の種類には、①問題焦点型看護診断、②リスク型看護診断、③ヘルスプロモーション型看護診断、④シンドロームがある。①問題焦点型看護診断は、現に今存在する看護診断を表すが、②リスク型看護診断の場合、現在は存在していないが、今後存在するリスクが高いことを表している。 表2 （p.18）に、"感染リスク状態"というリスク型看護診断を示した。

　 表2 を見てわかるように、リスク型看護診断には、診断指標ではなく、複数の危険因子がリストされている。1つだけが選択されたとしても、そのリスク型看護診断は存在しない。危険因子が複数該当する場合にのみ、そのリスク型看護診断は存在することになるのである。

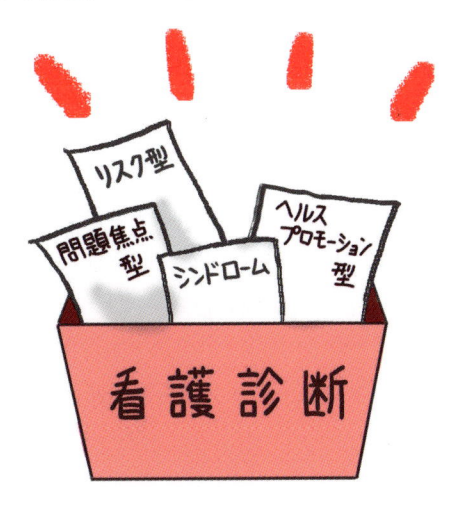

表2 NANDA-I看護診断"感染リスク状態"の定義、危険因子等

看護診断名：感染リスク状態

定義：病原体が侵入し増殖しやすく、健康を損なうおそれのある状態

危険因子
- □蠕動運動の変化
- □皮膚統合性の変化
- □ワクチン接種が不十分
- □病原体との接触回避についての知識不足
- □栄養失調
- □肥満
- □喫煙
- □体液のうっ滞

ハイリスク群
- □爆発的流行の疾病への曝露

関連する状態
- □分泌物のpHの変化
- □慢性疾患
- □線毛運動の減少
- □ヘモグロビン値の低下
- □免疫抑制
- □観血的処置（侵襲的処置）
- □白血球減少症
- □羊膜の早期破裂
- □羊膜の破裂遅延
- □炎症反応の抑制

NANDAインターナショナル／上鶴重美．（2017/2018）．NANDA-I看護診断 定義と分類2018-2020原書第11版．医学書院，p.484.より許諾を得て転載

表3 NANDA-I看護診断"母乳栄養促進準備状態"の定義、診断指標（関連因子は開発されていない）

看護診断名：母乳栄養促進準備状態

定義：乳幼児に、母乳を乳房から直接与えるパターンが、さらに強化可能な状態

診断指標
- □母親が完全母乳での育児能力の向上を望む
- □母親が子どもの栄養ニーズのために、母乳での育児能力の向上を望む

NANDAインターナショナル／上鶴重美．（2017/2018）．NANDA-I看護診断 定義と分類2018-2020原書第11版．医学書院，p.189.より許諾を得て転載

の健康状態は良好な状態であるが、今後はより良好な健康状態へと強化することができる場合の診断である。

人びとのヘルスプロモーション、すなわち健康増進に対する看護援助を行うことも、私たち看護師の役割である。

たとえば、健康な女性が妊娠、出産、産褥と経ていく過程で、私たち看護師は女性に対する看護援助を提供する。健康な女性であるから看護援助の必要がない、ということではない。健康な女性のヘルスプロモーション、すなわち健康増進をめざした看護援助を提供しているはずである。

看護診断名として"母乳栄養促進準備状態"がある。これを 表3 に示した。"母乳栄養促進準備状態"の定義と診断指標を見ると、乳児や幼い子どもに母乳栄養を行っている女性がより効果的な母乳栄養を行えるように強化できるという内容が示されている。

この"母乳栄養促進準備状態"が選択された場合は、健康な女性の母乳栄養がさらに促進されていくような看護介入を行っていくのである。

ヘルスプロモーション型看護診断とは

以前はウエルネス型看護診断という種類があったが、現在この種類は削除され、ヘルスプロモーション型看護診断へと一本化された。

ヘルスプロモーション型看護診断は、現在

シンドロームとは

以前はシンドローム型看護診断という表現だったが、現在はシンドロームとだけ表現されている。定義は、「同時に起こる特定の看護診断のまとまりに関する臨床判断であり、同じような介入によって、まとめて対処することが最善策になる」（必須条件：診断指標として2つ以上の看護診断。関連因子）とされている〔NANDAインターナショナル／上鶴重美．（2017/2018）．NANDA-I看護診断定義と分類2018-2020原書第11版．医学書院，p.149. より許諾を得て掲載〕。

一例として、“慢性疼痛シンドローム”の看護診断を見てみよう（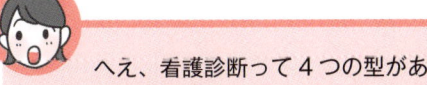）。

シンドロームの定義によれば、この“慢性疼痛シンドローム”の診断指標としてリストされている症状や行動がまとまって複数存在しているということ、さらに、同じような介入によって、これらの症状や行動にまとめて対処することができるということになる。

表4 **NANDA-I看護診断“慢性疼痛シンドローム”の定義、診断指標（関連因子は開発されていない）**

看護診断名：慢性疼痛シンドローム
定義：反復性あるいは持続性の疼痛が、少なくとも3か月以上続き、日常的な機能や安寧に大きな影響を及ぼしている状態

診断指標

□不安
□便秘
□知識不足
□睡眠パターン混乱
□倦怠感
□恐怖
□気分調節障害
□身体可動性障害
□不眠
□肥満
□社会的孤立
□ストレス過剰負荷

NANDAインターナショナル／上鶴重美．（2017/2018）．NANDA-I看護診断 定義と分類2018-2020原書第11版．医学書院，p.577. より許諾を得て転載

へえ、看護診断って4つの型があるんだ。全然知らなかったなあ。

この問題焦点型というのは、よく見るやつだね。これ以外にリスク型か。ああ、“感染リスク状態”っていうのは聞いたことがあったけど、これをリスク型と言うんだ。で、リスク型のときには診断指標はないんだね……。危険因子ってことになるのね。

で、このヘルスプロモーション型っていうのは、ちょっとややこしいね。つまり、今はよい状態だけど、もっともっとよい状態になるようにって、私たち看護師が援助するってことかしら。

それと、シンドローム。これも、ややこしいけど、偉い先生が研究して考えたんだろうなあ。ここに診断指標がいっぱいあるけど、これらいっぱいの診断指標が全部当てはまるってことなのかなあ。主任さんに機会があったら補足説明をしてもらおう。

奥の深いNANDA-I看護診断の基礎知識に入りこんでいるゆう子は、まんざらいやでもなさそうです。そのうちに、ゆう子はたびたび解説の中で引用されている『NANDA-I看護診断 定義と分類』*の本を買う必要性を感じたようです。そのことも併せて主任さんに相談することにしました。たまたま職員食堂でばったり主任さんに会ったゆう子は、一緒に食事をすることができました。

＊NANDAインターナショナル/上鶴重美.（2017/2018）. NANDA-I看護診断 定義と分類2018-2020原書第11版.医学書院.

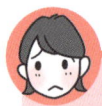

ゆう子 よかった……、今日相談があったんですよ。

主任 なあに、また看護診断のこと?

ゆう子 ……そうなんです。すみません。食事のときに。

主任 いいわよ、私でわかることなら。

ゆう子 あの、ヘルスプロ……、ヘルスプロ……。

主任 ああ、ヘルスプロモーション型の看護診断のこと?

ゆう子 そ、そうです……。それってよくわからないんです。

主任 今は安寧な状態、つまりいい状態なんだけど、もっといい状態へと強化できるような場合の診断のことよ。このヘルスプロモーション型の看護診断は、以前のウエルネス型看護診断を踏襲したの。だから、今はヘルスプロモーション型の看護診断だけなのよ。

ゆう子 ということは、ヘルスプロモーション型の看護診断は産科で使うんですか?

主任 それは違う、違う……。内科だって使う場合があるわ。たとえば糖尿病の患者様だって、自己管理がばっちりできている患者様っていらっしゃるじゃない。ああ、K様なんてそうだよね。先週退院された。

ゆう子 ああ、K様。あの方はすごくよく自己管理できていらっしゃる方でした。もうナースなんて、いらないって感じでしたよね。

主任 K様に対して看護診断を選定するとしたら、"健康管理促進準備状態"っていうヘルスプロモーション型の看護診断が該当するんじゃないかしら。だって、K様に対して私たちナースができることって何だろうって考えると、自己管理がばっちりできているK様のその力を、もっともっと発揮できるように、もっともっと自己管理できるように手助けすることなんじゃないかしら。

ゆう子 ふうん。そうなんですね。K様の場合で考えると、とてもよくわかります。

主任 そうなのよ。看護診断っていうのは、私たちナースの身近にいらっしゃる患者様たちの事例で考えないとイメージできないと思うよ。"字"だけ見て理解しようとしたってダメよ。"字"ではなく、常に"患者様の現象"という考え方をしないとね。

ゆう子 私はまだ2年目なんで……。ちょっときついんじゃないですかね、事例というのは。

主任 そんなことはないわ。経験だけが事例じゃないのよ。ケーススタディの本を見たりすると、事例がいっぱい出ているじゃない……。2年目だから看護診断は理解できないなんて、そんなこと言っていると、看護診断から逃げているとしか思えないわよ。

　ラーメンを食べ終わった主任さんは、「私これから会議があるから、じゃあ、先に行くわ」と立ち去って行きました。

　ゆう子は、ヘルスプロモーション型の看護診断だけでなく、シンドロームのことも聞きたかったのですが、機会を逸してしまいました。しかしゆう子は、「さすがだなあ、主任さんって。私が看護診断の勉強から逃げようとしていることを見透かしているなんて、やっぱり、あの主任さんはすごものだ！」とあらためて思い知りました。

コラム1　看護診断の背景にある中範囲理論

　看護診断名は、"ボディイメージ混乱"、"非効果的役割遂行"、"ストレス過剰負荷"、"非効果的コーピング"などのように、心理・社会・行動的な側面の援助を必要とする患者の現象を言い表すのに、難しい用語を使っています。

　このような難しい用語、つまり概念は、それ自体が単独で存在していません。概念と概念の間の関係を記述した命題[*1]を含んだ理論[*2]の中に存在しています。

　看護診断名として使用されている概念は、看護の実践で使うものです。そのため、概念と概念の間の関係を記述している命題を含む理論も実践的な理論となります。この実践的な理論を「中範囲理論」と呼んでいます。

　したがって、中範囲理論を学習することによって、その中に含まれている概念（基本的な考え方）や、概念どうしの関係を説明した命題などを理解することができます。

　たとえば"非効果的コーピング"という看護診断名は、心理学的な"ストレス"と"コーピング"の理論という中範囲理論を学習することで、より理解を増すことができます。

> [*1]　命題：「○○は△△である」と明確な判断を述べたもの。概念そのものについて述べたものではなく、概念と概念の間の関係を記述したものは「関係命題」と呼ばれる。
> [*2]　理論：実践を左右したり、あるいは観察した事実を説明するために提示される科学的に受け入れられる一般的な原理。

3 看護診断分類法Ⅱの考え方

夜勤続きであったために、看護診断の解説書からしばらく離れていたゆう子でしたが、再び机に向かいました。

さあて、今日はと……。まだまだ、NANDA-I看護診断基礎編の続きだね。先は遠いなあ。ま、読むしかないね。

NANDA-I看護診断分類法Ⅱとは

NANDA-I看護診断分類法Ⅱ（「分類法Ⅱ」と略す）の解説へと移る。この分類法Ⅱは、244も含まれている看護診断のすべてを分類している枠組みと理解してよいだろう。

また、今後開発される新しい看護診断の開発のための多軸構造をもっている。まずは、この多軸構造のことを説明しよう。

● 多軸構造

図1 に示したように、7つのタイヤが、1つの大きな機軸のまわりを回っているようなイメージで捉えてみよう。これら1つ1つのタイヤの組み合わさり方で、新しい看護診断が開発されていくことになる。さて、この7つの軸を以下に説明しておこう。

第1軸は、診断の焦点である。これは看護診断の主要な要素、または基礎的・本質的な部分であり、根幹となる。診断の焦点は、1つ以上の名詞で構成される。2つ以上の名詞を使用している場合は（たとえば、活動耐性低下）、2つで1つの名詞であるかのように、それぞれが独自の意味を与えている。

第2軸は、診断の対象である。看護診断を確定される人（人々）のことである。個人、介護者、家族、集団、地域社会（コミュニティ）が含まれる。

第3軸は、判断である。診断の焦点の意味を限定または明確にする記述語や修飾語である。たとえば、減少、不足、非効果的、遅延など、多数含まれる。

第4軸は、部位である。身体の一部／部分やそれらに関連する機能、つまり、あらゆる組織、器官、解剖学的部位または構造を表す。たとえば、膀胱、心臓、脳など、多数含まれる。

第5軸は、年齢である。診断の対象

（第2軸）の個人（人）の年齢を意味する。胎児、新生児、乳児、小児、青年、成人、高齢者が含まれる。

　第6軸は、時間である。診断の焦点（第1軸）の期間を表している。急性、慢性、持続的、間欠的が含まれる。

　第7軸は、診断の状態である。問題／シンドロームが実在するのか、または潜在するのか、あるいはヘルスプロモーション型看護診断としての診断のカテゴリー化を意味する。問題焦点型、ヘルスプロモーション型、リスク型が含まれる。

　以上、多軸構造を簡単に説明した。

　今後は、この軸に沿って現段階では採択されていない看護診断が開発されていくことを示している。しかしながら、この軸を各看護師が独自に使用して看護診断をつくるようなことは、してはいけないという警告もされている。基本的にNANDA-I看護診断として正式に採択された看護診断のみを使用する必要がある。

図1　多軸構造

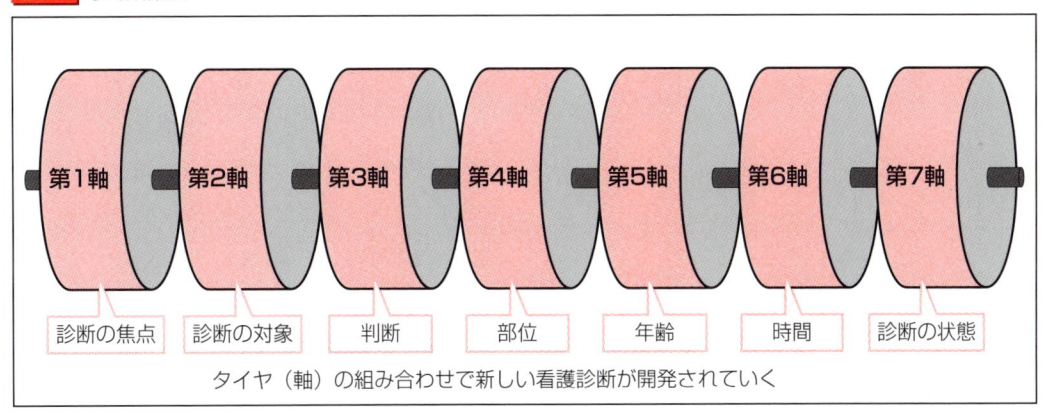

診断の焦点　診断の対象　判断　部位　年齢　時間　診断の状態

タイヤ（軸）の組み合わせで新しい看護診断が開発されていく

ここまで一気に読み進めて、ゆう子は頭の整理をしてみました。

　この多軸構造というのは、新しい看護診断がつくられるときに使われるってことなのね。この7つのタイヤのようなものが、大きな軸を中心にしながらぐるぐる回るのね……。7つがどことどこで組み合わさってくるかってことか……。

　まあ、私が新しい看護診断をつくるってことはないわけだから関係なさそうだけどね。で、この7つの軸って、1つ1つの内容が決まっているんだね。

　まず1本目、"診断の焦点"……。なんて難しい言葉。看護診断名の中に使われている言葉とか、用語ということかあ。この"診断概念"が、すべての看護診断に使われている基本になっている部分なのか。

　2本目、これは"診断の対象"ってこと。誰の看護診断なのかってことか。看護診断名は患者様個人のものだけだって思ってたけど、家族の看護診断もあるのね。地域社会のもあるのか。

私は家族の看護診断なんて使ったことがなかったなあ……。

　3本目、これは"判断"ってこと。修飾語のこと？……ああ、たとえば"非効果的"とか、"〜障害"とか、"〜促進準備状態"とかあるよね。あれのことか……。

　4本目、これは"部位"ね。これは身体のどこかの部位のことか。そういや、"口腔粘膜統合性障害"とか、"頭蓋内許容量減少"とかあったよね……。これはまだわかりやすいね。

　5本目、これは"年齢"。看護診断は大人用が多いようだけど、胎児や高齢者の看護診断なんかも、これからつくられていくってことね。

　6本目は"時間"。ここには、急性や慢性があるんだ。そういや、"疼痛"の看護診断には確か"急性疼痛""慢性疼痛"があった気がする。"急性""慢性"、これ以外にも"間欠的"とか"持続的"っていうのもあるのか。ふうん。

　7本目は"診断の状態"か。主任さんに教えてもらったヘルスプロモーションとかリスクとかね。これは何とかわかるね。

　こんなにいっぱい軸があるから多軸ってことなのね。そして、これらの軸から新しい看護診断がつくられていくってことか。

ゆう子は複雑な多軸構造を、何とか自分流に理解したようです。

NANDA-I看護診断を分類している領域と類

　NANDA-I看護診断分類法Ⅱの領域、類について解説しておこう。

　現在13領域がある。13領域とは、領域1：ヘルスプロモーション、領域2：栄養、領域3：排泄と交換、領域4：活動／休息、領域5：知覚／認知、領域6：自己知覚、領域7：役割関係、領域8：セクシュアリティ、領域9：コーピング／ストレス耐性、領域10：生活原理、領域11：安全／防御、領域12：安楽、領域13：成長発達である。

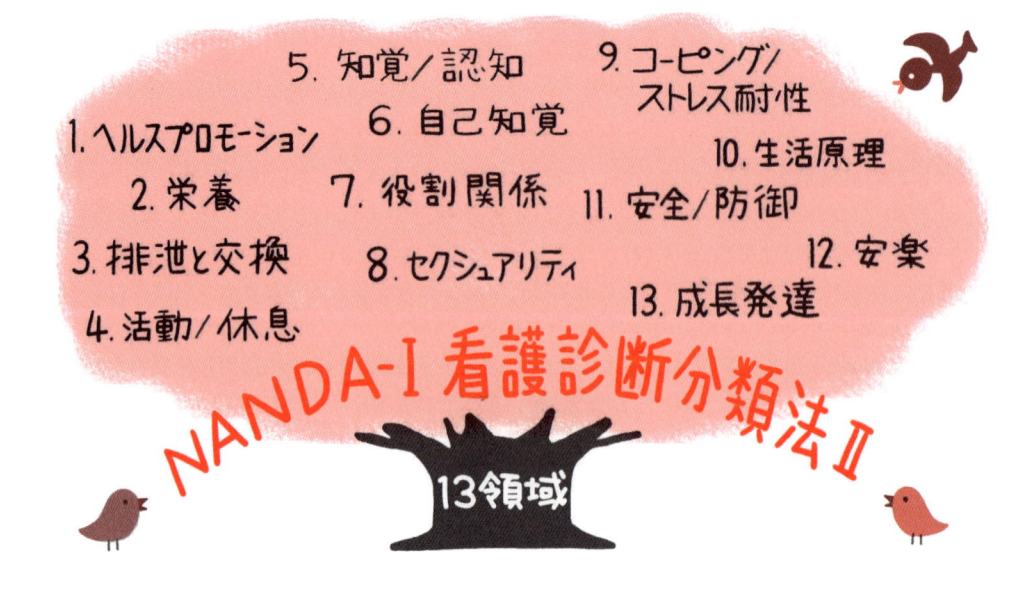

5. 知覚／認知　　9. コーピング／ストレス耐性
1. ヘルスプロモーション　　6. 自己知覚　　10. 生活原理
2. 栄養　　7. 役割関係　　11. 安全／防御
3. 排泄と交換　　8. セクシュアリティ　　12. 安楽
4. 活動／休息　　13. 成長発達

NANDA-I看護診断分類法Ⅱ
13領域

各領域には 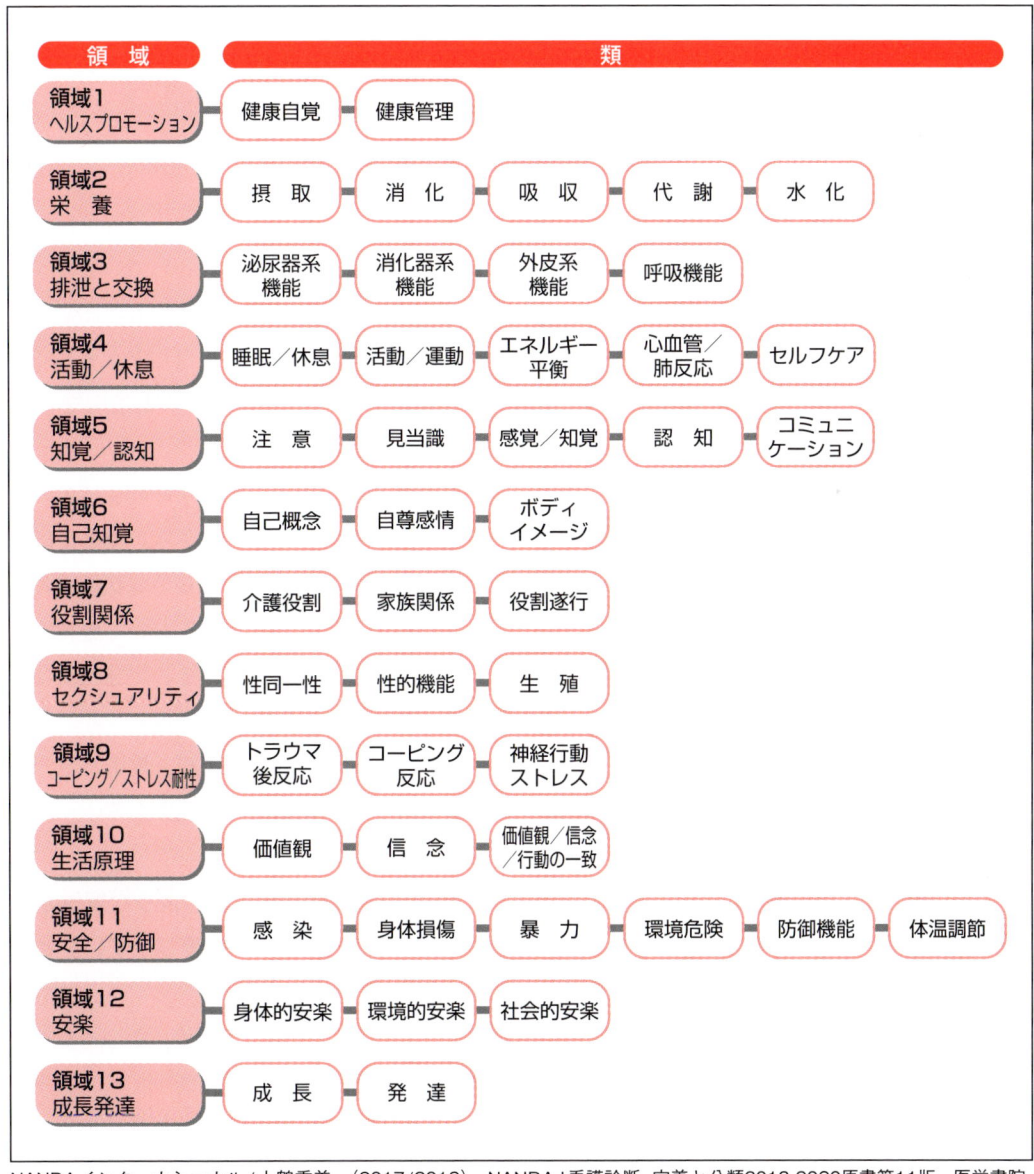 図2 に示したように、複数の類が含まれている。各看護診断はこれら類の下位に含まれている。

各領域と類は、すべて定義されている。定義を見ると、どのような領域を指しているのか、どのような類を指しているのか、それらの意味を理解することができる。

NANDA-I看護診断をケアプランの欄の「患者の"健康問題に対する反応"」として使用する場合は、できれば入院時の初期情報収集の枠組みにも、この13領域を使うことをおすすめする。そうなると、患者の情報はこれら13領域から収集し、13領域別にアセスメントすることになる。

図2 看護診断分類法Ⅱの領域と類

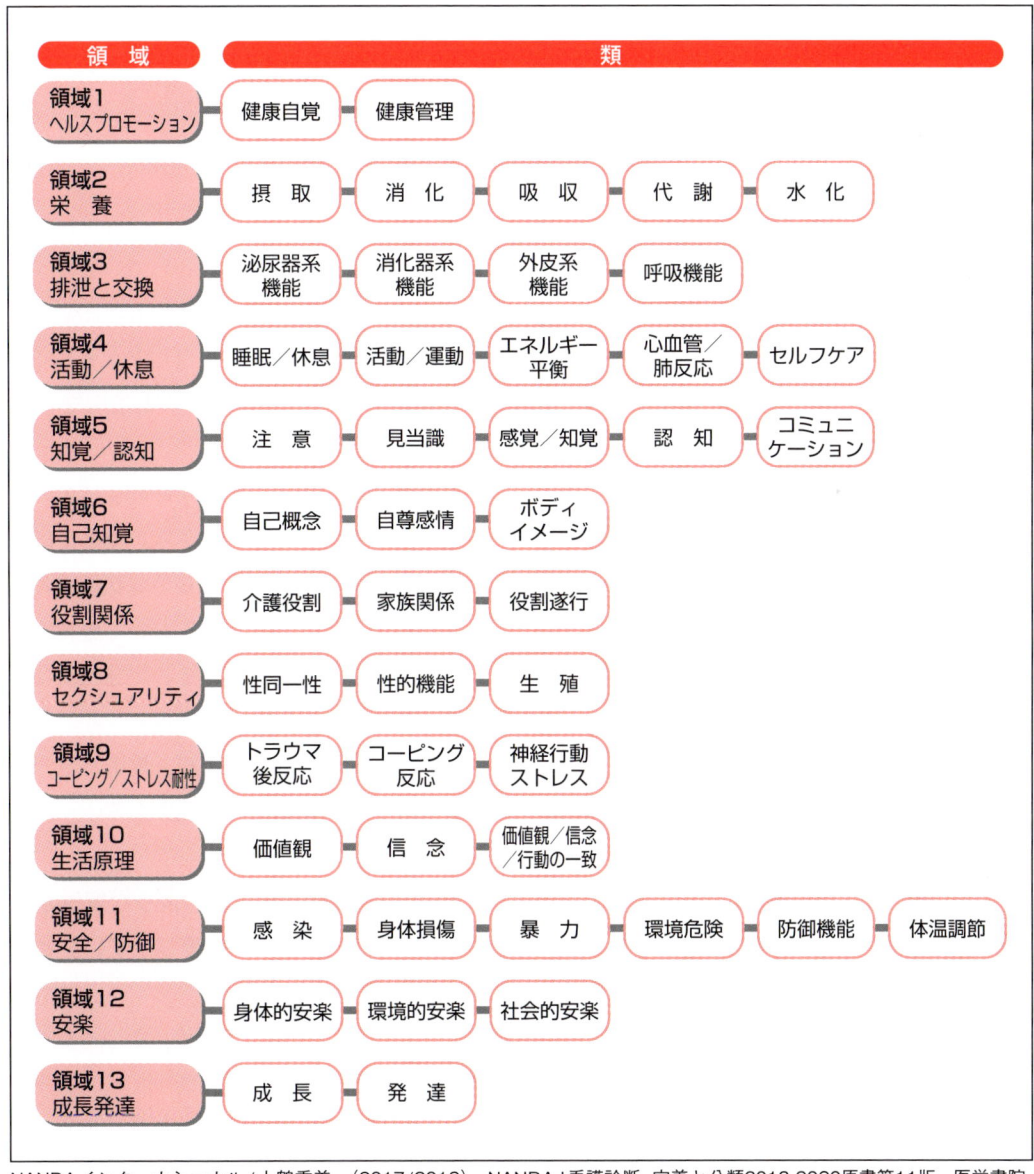

領域	類
領域1 ヘルスプロモーション	健康自覚 / 健康管理
領域2 栄養	摂取 / 消化 / 吸収 / 代謝 / 水化
領域3 排泄と交換	泌尿器系機能 / 消化器系機能 / 外皮系機能 / 呼吸機能
領域4 活動／休息	睡眠／休息 / 活動／運動 / エネルギー平衡 / 心血管／肺反応 / セルフケア
領域5 知覚／認知	注意 / 見当識 / 感覚／知覚 / 認知 / コミュニケーション
領域6 自己知覚	自己概念 / 自尊感情 / ボディイメージ
領域7 役割関係	介護役割 / 家族関係 / 役割遂行
領域8 セクシュアリティ	性同一性 / 性的機能 / 生殖
領域9 コーピング／ストレス耐性	トラウマ後反応 / コーピング反応 / 神経行動ストレス
領域10 生活原理	価値観 / 信念 / 価値観／信念／行動の一致
領域11 安全／防御	感染 / 身体損傷 / 暴力 / 環境危険 / 防御機能 / 体温調節
領域12 安楽	身体的安楽 / 環境的安楽 / 社会的安楽
領域13 成長発達	成長 / 発達

NANDAインターナショナル／上鶴重美．（2017/2018）．NANDA-I看護診断 定義と分類2018-2020原書第11版．医学書院，pp.95-105. より許可を得て転載

この13個の領域って何だろう。今、244ある看護診断を分類整理している枠って書いてあるけど……。この分類って……。図書館へ行くと本が分類整理されて探すときに便利だけど、あれと同じ分類ってことなのかなあ。だって野菜なんかも、いも類とか緑黄色野菜とかあるしね、これも分類だよね。で、この13個の領域は全部に類があるんだ。

　図2を見ると、類は2つから多くて6つなのね。この類の中に、今、244ある看護診断が分類整理されているってことなのね。この領域と類は全部に意味が書いてあるんだ。次項から詳しい解説があるみたいだね。

　それはそうと、この13領域でアナムネ聴取するってことも書いてある。どんな情報が各領域にあるかがわからないと、こりゃあ、大変だ。うちの病院は、ヘンダーソンの枠組みを使っているから、もしもこの13領域を使ったりすることになると一大改革になるなあ。

　このことを、主任さんはご存じなのかなあ……。

　ゆう子は、はじめて見る13領域と類に圧倒されていました。はじめてなので、それは当たり前の反応です。おまけに、情報収集用の枠組みにもこれら13領域を使う必要がある、ということを知り、驚いているようでした。

　しかし解説書には、これらについて、そのあとの項から詳しく解説されていました。ゆう子はその解説に目をやり、少しずつ理解を増してきているようです。

┃ ヘルスプロモーションとは（領域1）

　領域1のヘルスプロモーションから順に見ていく。

　類は、健康自覚と健康管理である。ここでは情報収集およびアセスメントの枠組みとしても使えるように、どのような情報を得ることが必要なのか、という視点から解説していく。

　ヘルスプロモーションでは、患者が自分の健康状態をどのように受けとめているのか、患者が自分の健康状態を良好なものとするために、どのように健康を管理しようとしているのか、ということに関連する情報を収集し、アセスメントする。

　したがって、患者の健康状態の受けとめに関連する情報を得る必要がある。たとえば、既往歴、現病歴、医療者からの病状説明およびそれへの受けとめ、在宅において療養法を行っていたような場合は、その実施状況などがある。

　これ以外に、患者の健康観、健康習慣、嗜好状況なども情報として必要である。

　ゆう子は領域1からこのような解説がなされているのを見て、「理解しやすい」と思いました。

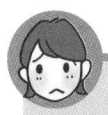

　なるほど。"ヘルスプロモーション"とか、"健康自覚"とか、"健康管理"とか、これらの言葉を見るだけではどんな領域なのかが少しもわからなかったけど、ここにあるように「患者が自分の健康状態をどのように受けとめているのか、患者が自分の健康状態を良好なものとするために、どのように健康を管理しようとしているのか」と言われればよくわかる。

　昨日入院された糖尿病のY様、75歳、男性は、今回の入院は5回目だった。いつも退院するときは、放っておいても大丈夫なくらいしっかり自己管理できている感じなのに、どうしてまたも入院してきたのか……。Y様はご自分の健康状態をどのように受けとめていらっしゃるんだろうか。

　「人間いつかは死ぬんだよ。悪くなったらまた病院にくりゃいいんだよ」と昨日、言っていらしたなあ。このY様の言動って、"ヘルスプロモーション"の領域のアセスメントに該当するんだろうか。

　Y様の"健康自覚"や"健康管理"のことを示している言動なんだろうか。入院中は自己管理できているように見えるんだけど、それって私たちナースの見方が甘いってことかなあ？　主任さんはY様のこと、どうアセスメントしているのかなあ……。

　ゆう子は疑問を残したままで、次の項へと進めなくなってしまいました。

　ここで主任さんに助け船を出してもらいたい気持ちになっていました。

（朝のミーティング）
主任　今日はY様のカンファレンスをするからね。リーダーさんよろしくね。みんなも時間厳守で13時からね。

（カンファレンス）
リーダー　1か月前に退院されたY様です。今度またBS（血糖）高値で一昨日に入院されました。やはり自宅では食事療法を守られていなかったようです。奥様も病気がちで、ほとんど寝たきりになっていらっしゃるみたいで、Y様が面倒をみられているそうで……。だから食事はご本人様がつくられているようですね。娘さんが近所におられるんですが、お子さんがまだ小さくて、Y様のところまで手伝うのは、なかなか難しいみたいです。
ゆう子　あのう、入院された日に私、受け持ちだったんですけど、「人間いつかは死ぬんだよ。悪くなったらまた病院にくりゃいいんだよ」と言っていらした。ちょっと気になって。
主任　あなたは、その言動の意味をどのように考えたの？
ゆう子　ああ、私はY様もまた入院になって辛いんだなって……。
主任　それは、そうかもしれないけど、Y様はご自分の健康状態をどのように捉えているのかしら？　ご自分の糖尿病の自己管理について、どのように捉えているのかしら？
ゆう子　……（あ！　主任さんが言っていることって、ヘルスプロモーションの健康自覚と健康管理じゃあ……。主任さんは、そこまでアセスメントしていたのか）。

主任　さっき、ゆう子さんが聞いた言動は、Ｙ様の１つのコーピングだとは考えられると思うんだけど……。Ｙ様は糖尿病という病気と長年付き合ってきているわけだし、ご自分で管理しないと大変な病態になるってこともわかっていらっしゃる。前回の退院指導で、いやというほど指導させていただいたわよね。だから、私たちナースは、Ｙ様がご自分の健康状態を今どのように捉えているのか、ご自分の糖尿病の自己管理について、どのように捉えているのかを知るための情報を積極的に得て、アセスメントしましょう。

ゆう子　……（さすがに主任さんは言うことが違う！　そうかあ、ヘルスプロモーションの領域って、Ｙ様のような慢性病の患者様にとっては重要な領域なんだなあ。Ｙ様のこと、私たちナースは知っているようで、実は知っていなかった。それも大切なことを）。

　ゆう子は、Ｙ様の事例を通してヘルスプロモーションという領域について、そして、健康自覚と健康管理という類について、どのような情報を収集し、どのようなアセスメントをしなければならないのか、その感触がつかめてきたようです。そして次の領域の学習へと進めていきました。

領域2～5のアセスメント

●栄養（領域2）

　領域２は栄養である。類は、摂取、消化、吸収、代謝、水化の５つである。

　摂取は、患者の栄養状態をアセスメントする。

　消化、吸収、代謝は、患者の消化機能、吸収機能、代謝機能をアセスメントする。

　水化は、患者の電解質バランスをアセスメントする。

　これらのアセスメントは、各種の血清検査値が重要なアセスメント材料となる。

●排泄と交換（領域3）

　領域３は排泄と交換である。類は、泌尿器系機能、消化器系機能、外皮系機能、呼吸機能の４つである。

　泌尿器系機能は、患者の排尿に関係する機能をアセスメントする。

　消化器系機能は、患者の排便に関係する機能をアセスメントする。

　外皮系機能は、皮膚からの分泌および排泄機能をアセスメントする。

　呼吸機能は、肺または気管からの分泌物および異物の排泄機能をアセスメントする。

●活動／休息（領域4）

　領域４は活動／休息である。類は、睡眠／休息、活動／運動、エネルギー平衡、心血管／肺反応、セルフケアの５つである。

　睡眠／休息は、患者の休息状況および睡眠状況をアセスメントする。

　活動／運動は、患者の日常生活活動における運動機能をアセスメントする。

　エネルギー平衡は、睡眠／休息と活動／運動のバランスをアセスメントする。

　心血管／肺反応は、活動／休息を支えている循環および呼吸機能をアセスメントする。

　セルフケアは、自らの身体および身体機能をケアするための活動を実施する能力をアセスメントする。

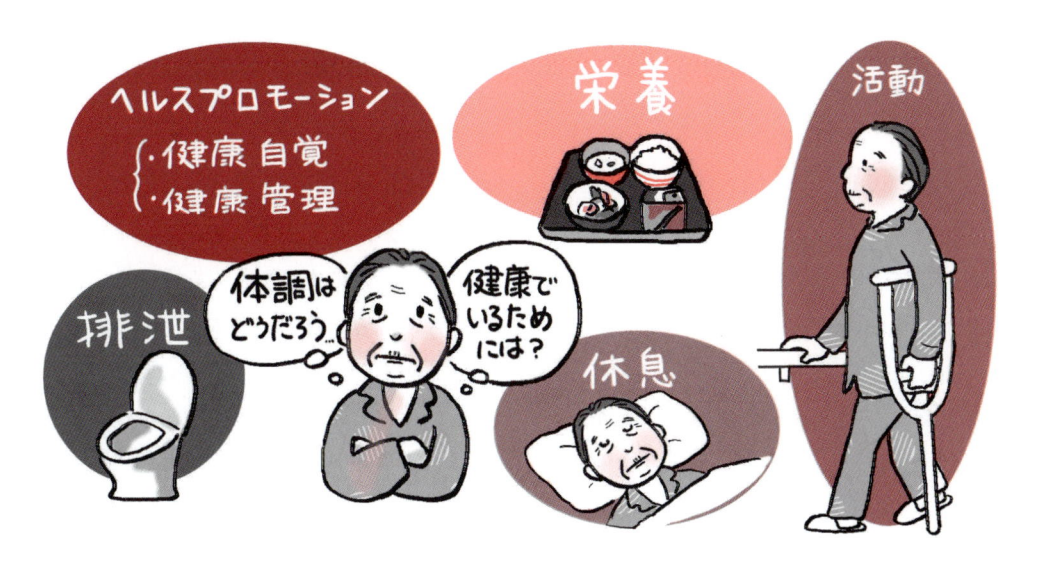

●知覚／認知（領域5）

　領域5は知覚／認知である。類は、注意、見当識、感覚／知覚、認知、コミュニケーションの5つである。

　注意は、患者の物事に対する注意力や観察力をアセスメントする。

　見当識は、患者の意識状態をアセスメントする。

　感覚／知覚は、患者の触覚、味覚、嗅覚、視覚、聴覚、運動覚をアセスメントする。

　認知は、患者の記憶、学習、思考、問題解決、抽象化、判断、洞察の能力、知的な能力をアセスメントする。

　コミュニケーションは、患者の言語的、非言語的な意思伝達能力をアセスメントする。

　これら領域2の栄養、領域3の排泄と交換、領域4の活動／休息、領域5の知覚／認知については、患者の疾患に関係する身体的な機能を中心としたアセスメントとなる。

　ゆう子は栄養、排泄と交換、活動／休息、知覚／認知の4つの領域については、看護系大学時代にも一生懸命に取り組んだ経験があり、比較的理解できました。

　なあんだ、この領域2の栄養、領域3の排泄と交換、領域4の活動／休息、領域5の知覚／認知は、患者様のアセスメントとして毎日のように観察やケアをしていることで、わかりやすい。

　でも、この領域5の知覚／認知の中に含まれている類の認知は、"患者の記憶、学習、思考、問題解決、抽象化、判断、洞察の能力、知的な能力をアセスメントする"とあるけど、これはどういうことを指しているんだろう。これだけが、わかりにくいなあ。

　患者様の記憶能力はともかく、学習や思考能力というのは、患者様の理解力のことかしら。うちの病棟に入院している糖尿病の患者様だったら、病気をどれくらい理解しているのか、ナースの説明をどれくらい理解しているのか、というようなことかしら……。ま、たぶん、そうだろうなあ……。

　では、次へ行ってみよう。

自己知覚とは（領域6）

領域6は自己知覚である。類は、自己概念、自尊感情、ボディイメージの3つである。

自己概念は、"自分自身をどのように捉えているのか"という、患者の自分自身についての受けとめをアセスメントする。

入院時に自分の性格についてどう思っているのか、自分の長所と短所をどう思っているのかなどの情報を聞いていると、アセスメントする際に役に立つだろう。また、入院中の多様な言動などから、患者が自分自身をどのように捉えているのかを推測することができるだろう。病気に罹患する前後で、自分自身についての受けとめが患者の中で変化していることも推測される。

自尊感情は、患者が自分自身の価値や能力をどのように捉えているのかをアセスメントする。これも自己概念と同様に病気に罹患する前後で、自分自身の価値や能力についての受けとめが患者の中で変化していることも推測される。

ボディイメージは、自分の身体を患者がどのように受けとめているのかをアセスメントする。ボディイメージの変化が予測されるような、身体の一部分あるいは機能を"摘出術"などで喪失してしまうような病気、たとえば、胃がん、乳がん、肺がん、子宮がん、とりわけ外観の変容をともなうような病気の場合は、患者の身体に関する受けとめについて注意深くアセスメントする必要がある。

これら自己概念、自尊感情、ボディイメージは、アセスメントが難しいと考えられる。患者がこれらに関連するような言動を看護師に対して積極的に表出するとは考えられないからである。

したがって、看護師は必要時には患者のこれらに関連する言動を引き出すことを意図的に行うことも重要である。看護師が援助することで、患者のこれらに関連する問題解決が促進されていく可能性があるからである。

ゆう子は領域6の自己知覚にきて立ち止まってしまいました。ゆう子にとっては非常に難しい領域だったからです。

自己概念、自尊感情、ボディイメージなどの言葉についても、看護系大学時代に聞いたことはありましたが、はっきり言って、単に言葉が通り過ぎていってしまったというような体験ですませていました。

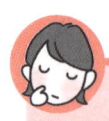

ああ、ここは難しいなあ。
自分自身のことを患者様がどう受けとめているのかってことか……。
私は、私のことを「できが悪い」「頭が悪い」、でも「明るい」「どっちかといえば活発だ」と捉えているけど、こんなことでいいのかな……。私じゃなくて患者様のことだけど……。
昨日、受け持ったU様は、若い23歳の患者様で、全身性エリテマトーデスという病気で、顔が紅潮していてステロイド剤を服用中だからムーンフェイス。でも、あまりご自分のことを話

さないよね。あれは言えないんだろうなあ。自分自身のことについての受けとめ……。きっと病気の前とは違っているんだろうなあ。

　こんなときは"ナースが意図的に言動を引き出す"ことも必要だって書いてあるなあ。今度、主任さんに相談してみよう！

翌日、再びＵ様の受け持ちをすることとなったゆう子は日勤です。この日はＵ様の退院日でもあります。

ゆう子は、この日、Ｕ様に退院指導をしなくてはいけないのです。

退院指導でＵ様のところに訪室する前に、自己知覚のアセスメントの仕方について、そしてアセスメントをする際に必要な情報を、どのようにＵ様から得ればよいのか、主任さんに相談することにしました。

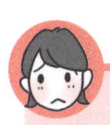

ゆう子　主任さん、ちょっといいですか。

主任　なに？……どうしたの？

ゆう子　あの、Ｕ様なんですけど。今日退院されるってご存じですよね。

主任　そうよ、やっとステロイド剤のコントロールができてきたからね。Ｕ様は慢性の病気だから、これからの付き合い方が大事。今日は退院指導があるから、しっかりがんばってちょうだいよ。そのことかしら？

ゆう子　はい。退院指導をするんですが、薬のこととか、外来受診日のこととか、あと、日常生活のこととか、ですよね。それは病棟の退院指導マニュアルで予習してきました。相談させていただきたいのは、そういうことではなくて、Ｕ様自身が病気に罹患されて、そのことをどのようにご自分の中で受けとめていらっしゃるのか、ご自分自身に対する受けとめ……。

主任　ああ、自己知覚ってことかしら。自己概念とか、自尊感情とか、ボディイメージ。

ゆう子　その通りです。よくご存じで。

主任　よく勉強しているわね。たいしたものね。分類法Ⅱの領域6の自己知覚でしょ。そうね、Ｕ様にとっては重要なアセスメント領域ね。Ｕ様はおとなしくて控え目な方だから、あまりおしゃべりしないしね。

ゆう子　そうなんです。私がおしゃべりしようと思って話しかけるんですけど、少しも話がはずまないんですよ。どうすれば、そういう情報を得ることができるんですか？　私、自信がない。

主任　あなたが自尊感情を低下させている場合じゃないわよ。

ゆう子　そ……その通り。……確かに。

主任　Ｕ様の場合は、自己知覚のアセスメントは大事だけど、Ｕ様にそのようなお話をするのは難しいわね。そのことは私に任せてちょうだい。あなたは予習してきた退院指導をしっかりやってくださいね。

ゆう子　ああ（それはもちろんで）……は、はい。

その日、主任さんは退院されるＵ様に、退院後のことをいろいろとお話をしようと訪室しました。

主任	ご退院、おめでとうございます。よかったですね。これで薬の調節は大丈夫ですよね……、よかった、よかった……。
U様	……ありがとうございます。お世話になりました。これからが長いんですよね、この病気って。退院させていただきますけど、気持ちは退院なんて嬉しくもないですよ。また私にとっては辛い日がはじまるんですよね。よっぽど、これからのほうが……。
主任	何か、私たちナースがお役に立てることはないですか。何でもおっしゃってください。

主任さんは"これはゆっくり話をしたほうがよさそうだ"と直観し、ベッドサイドの椅子に座り、落ち着いてU様のお話を傾聴する姿勢で臨みました。

U様	……すみません。聞いてくださってありがとうございます。私ひどい顔つきじゃないですか。人前に行くのが、いやで、いやで仕方がないんです。でも、働かないわけにはいかないし、仕事に出なくてはいけないんですよ。こんな惨めな顔でも……。元気なころは、人にもうらやましがられるくらい肌がきれいだって言われていたんですよ。今は友だちに会うのもいやで、職場と自宅の往復だけ。
主任	確かご家族は、お母様とお父様と妹さんの4人でしたよね。
U様	そうです。家の者はわかってくれているから、私のこと気づかってくれて、私には何も言わない。
主任	"人前に行くのが、いやで、いやで仕方がない"っておっしゃったけど、何かいやなことでもあったんですか?
U様	いや、別に誰かに何かを言われたってことじゃなくて……。私自身でそう思っていて。"あの人は変だ"と、みんなに思われているんだろうなって。
主任	ご自分で、そういうふうにみんなが思っていると思い込まれていませんか? あなたのまわりの人は、あなたのことを心配してくださっているのではないんでしょうか? そういうことは（心配してくださっているようなこと）、今までなかったんですか?
U様	会社の人はみんな、エールを送ってくれます。"がんばれ"って。会社にも私みたいな慢性の病気の人がいるんですよ。みんな励ましてくれますよ。
主任	でしょう……。あなた自身が、あなた自身を追い込んでいるように思えてならないわよ。みんな、あなたが考えているようなこと、思っていないんじゃないのかしら。それより、あなたががんばって仕事に出てくるのを、待ってくださっているのではないですか。
U様	……そうなのかなあ……。
主任	あなたの人生は、これからのほうが長いんですよ。ご家族の方、会社の方々、みなさん、きっとあなたを陰ながら見守ってくださっていると思いますよ。あなた次第で、これからの生活はどんなふうにも変えられるって、私は思いますよ。あなたの気持ちのもちようじゃないのかしら。
U様	……ありがとうございます……。私自身の気持ちのもちよう……、そうですね……（笑）。

その日、ゆう子が退院指導を行おうと訪室したとき、U様が主任さんと笑っている姿を見ました。

"あー、U様があんなに笑っている姿、はじめてだ"と、ゆう子は主任さんがU様の気持ちを聞いてくださって、U様を励ましてくださったんだと、その状況を受けとめました。

"さすが、主任！"

ゆう子は主任さんのすごさを、またも思い知らされました。"私もあんな主任さんのようなナースになれるのかなあ"と、心の中で強く感じた出来事でした。

その後、ゆう子は主任さんのアドバイスで再びパワーを取りもどし、NANDA-I看護診断の解説書と向き合う時間をもちました。

さあ、がんばるぞ！ 次は、領域7の役割関係か。

役割関係とは（領域7）

領域7は役割関係である。類は、介護役割、家族関係、役割遂行の3つである。

介護役割は、患者が在宅療養しているような場合、患者を介護する役割を担っている介護者の状況をアセスメントする。おそらく、家族のうちの誰かが、介護を担っている場合が多いだろう。

患者と介護者の関係をアセスメントする。つまり、介護という役割を介護者がどのように受けとめているか、介護者の生活はどのようなものか、負担はないだろうか、疲労はないだろうか、介護者をほかの家族成員は支援しているのだろうか、などをアセスメントする。

さらに、患者の在宅療養状況はどのようなものか、患者の病態は介護によって順調であるのか、悪化していないのか、などもアセスメントする必要があろう。

一方、介護には地域社会やソーシャル・サポート・ネットワークなど、資源の利用がともなっているはずである。たとえば、介護保険制度や、ソーシャル・サポートなどの資源を有効利用できているのだろうかという側面もアセスメントする必要があろう。

家族関係は、まず当該患者の家族構成および同居家族に関する情報を収集する必要がある。家族全員の年齢や職業などの情報も必要である。さらに、家族関係の質について、たとえば関係は良好であるのだろうか、家族内の役割はどのような分担になっているのかなど、日ごろの家族成員どうしの基本的な情報を得ておく必要もあるだろう。

これらの情報を手がかりとして、患者を含めた家族全員のダイナミックスや凝集性、親密性、コミュニケーションなどの家族内力動についてアセスメントする。さらに、当該家族と親戚との関係、近隣者などとの関係についてもアセスメントする必要がある。

役割遂行は、患者の過去、現在、未来の社会的な地位や、役割に関する情報を得ることが必要である。そのうえで、過去において患者は、どのような役割を、どのように遂行してきたのか、現在の患者は、どのような役割を、どのように遂行しているのか、さらに、今後患者の役割はどのように変化して、役割

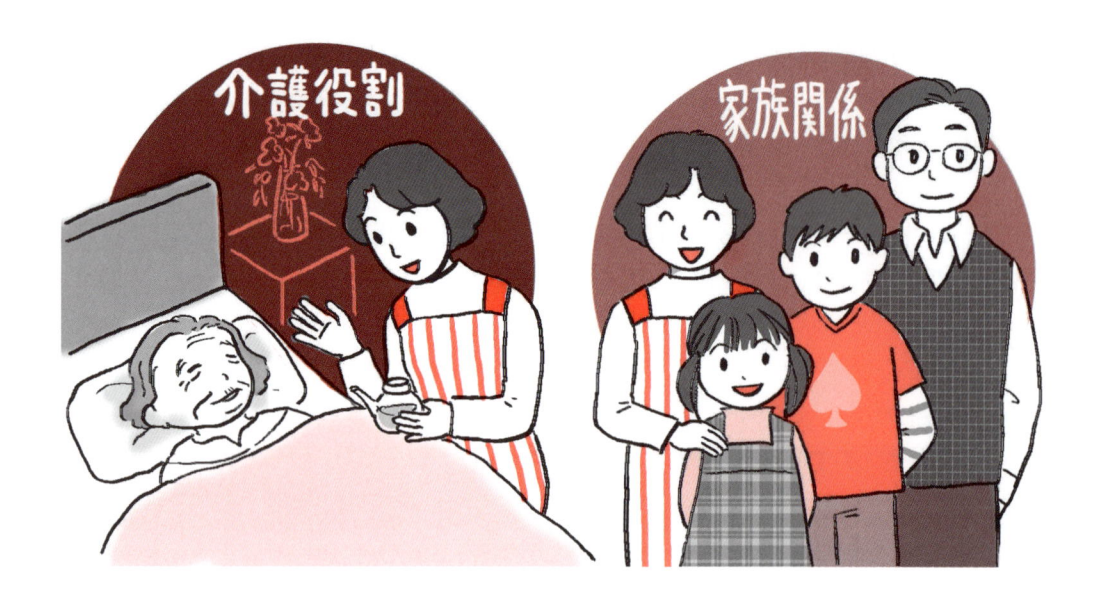

遂行はどうなっていくのか、ということをアセスメントする。

　入院している場合、患者の役割は遂行できていないことが多い。しかし、それは一時的なことである場合が多い。入院中は日常そうであった役割が遂行されていなくても、通常、患者の役割はどうであるのかをアセスメントする視点が重要となる。

　主婦であったとしても、家事という役割が

ある。現在、定年退職していたとしても、地域社会における役割などがある場合もある。役割を幅広く捉えて、患者の役割遂行についての受けとめなどの言動を意図的に引き出してアセスメントする必要があろう。

　ゆう子は解説を読みながら「社会的なことって、なんか私は不得意だなあ……」と思っていました。

　　入院中の患者様に、ご家族のことをどこまで聞いていいんだか……。いつも躊躇（ちゅうちょ）しちゃうな。面会にご家族の方がいらしたときにお話したいなあ、と思っていても、なんか仕事に追われてお話をうかがえないことが多いよなあ……。これではいけないな。仕事を整理しながら立ち止まってお話をうかがうようにしなくては。
　　アナムネのときはご家族のことを聞かせていただくけど、なんか、それで終わりになっているなあ。ここに書いてあるように、確かに患者様が退院されるとき、特に高齢の方の場合、退院後、どなたが介護されるのだろうってわからないときがあるけど、やはりナースって、退院後のことまできちんと情報を得ておいて、アセスメントしなくてはいけないのよね。ナースが手助けできるようなこともあるよなあ。

　めずらしくゆう子は解説書に教えられたという気分に浸りました。これではいけない、

と捉えているゆう子には、少しずつナースとしての成長が見えてきています。

領域8〜13のアセスメント

● セクシュアリティ（領域8）

領域8はセクシュアリティである。類は、性同一性、性的機能、生殖の3つである。

性同一性は、患者が男性としての自分を、あるいは女性としての自分を、どのように捉えているのかということをアセスメントする。

性的機能は、男性あるいは女性生殖器疾患によって、患者の性的機能は正常に機能しているのかどうかをアセスメントする。

生殖は、患者の生殖機能をアセスメントする。

● コーピング／ストレス耐性（領域9）

領域9はコーピング／ストレス耐性である。類は、トラウマ後反応、コーピング反応、神経行動ストレスの3つである。

トラウマ後反応は、患者が心理的な外傷体験を受けたあと、どのような心理的な状態であるのかをアセスメントする。

コーピング反応は、患者は現在ストレスの高い状況にあるのか、そのストレスに対して患者はどのように受けとめ、対処しようとしているのかについてアセスメントする。

患者が用いている対処行動はどのようなものであり、対処を促進するものや、妨害するものはないのかをアセスメントする。さらに対処行動の結果、患者は適応しているのか、あるいはそうでないのか、結果としての状態までもアセスメントする必要がある。

また、コーピング反応では、患者の不安

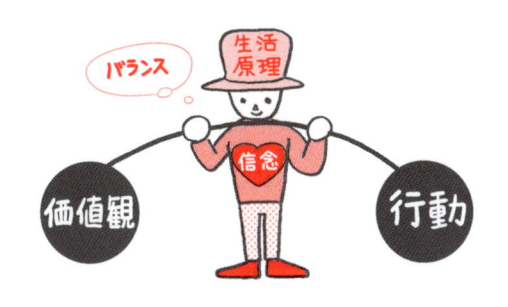

や、恐怖についてもアセスメントする。

神経行動ストレスは、神経および脳機能を反映した正常な行動が観察されるのか、異常な行動はないのかをアセスメントする。

● 生活原理（領域10）

領域10は生活原理である。類は、価値観、信念、価値観／信念／行動の一致の3つである。

価値観および**信念**は、患者がどのような価値観や信念をもって今まで生きてきたのかをアセスメントする。患者の物事に対する捉え方、考え方、患者の行動の傾向性などに関する言動を聞いたり、関連する行動を観察したりすることを通して、価値観や信念を推測することができるだろう。

また、**価値観／信念／行動の一致**では、患者のもつ価値観や、信念を貫くような行動が観察されるか、そうではなく患者のもつ価値観や信念に反するような行動が観察されるのか、あるいは反する行動を選択せざるを得ないのか、などをアセスメントする。

● 安全／防御（領域11）

領域11は安全／防御である。類は、感染、身体損傷、暴力、環境危険、防御機能、体温調節の6つである。

この領域は、冒頭に解説した領域2の栄

養、領域3の排泄と交換、領域4の活動／休息、領域5の知覚／認知と同様に疾患に関連した身体機能の情報に基づいてアセスメントする領域である。

感染は、患者に感染徴候が観察されるのかどうか、感染のリスクが高いと予測されるのかどうかを、臨床所見や各種検査結果に基づいてアセスメントする。

身体損傷は、患者の身体は危害や傷害がないだろうか、あるいは危害や傷害を起こすリスクが高いと予測されるのかどうかを、臨床所見や各種検査結果に基づいてアセスメントする。

暴力は、患者は自己および他者に対して身体損傷や虐待を起こす可能性があるのかどうか、そのリスクが高いと予測されるのかどうかをアセスメントする。

環境危険は、患者の周辺環境には危険を起こす発生源があるのかどうかをアセスメントする。

防御機能は、患者の身体的な防御機能、たとえば免疫力・抵抗力はどうであるのか、アレルギーなどの防御反応をきたすリスクが高いと予測されるのかなどをアセスメントする。

体温調節は、患者の体温調節機能をアセスメントする。

●安楽（領域12）

領域12は安楽である。類は、身体的安楽、環境的安楽、社会的安楽の3つである。

安楽という概念は、心身を統合しており、安寧な感覚や安息の感覚を患者が得られているのかどうかをアセスメントする領域である。

身体的安楽は、患者が疼痛や身体的な不快感を体験しているのかどうか、その体験はどのようなものか、その部位や程度、持続時間などをアセスメントする。

環境的安楽は、患者が現在おかれている環境は、安楽な感覚を得られるものであるのかどうか、環境が患者に不快な体験を起こしていないのかどうかについてアセスメントする。

社会的安楽は、患者の現在の社会的な相互作用は患者の社会的孤立をもたらすようなものではないかどうかをアセスメントする。

●成長発達（領域13）

領域13は成長発達である。類は成長、発達の2つである。

これらは患者の身体的、臓器的な成長をアセスメントすることと、患者の心理社会的な側面の発達をアセスメントする領域である。

成長については医学的な知識を基礎とするが、**発達**についてアセスメントする場合は発達理論の知識が必須となる。エリクソンの発達理論（ コラム2 参照）やピアジェの学習理論などを参照してアセスメントする必要がある。

表5 （p.38～53）に領域、類別の看護診断名を一覧表にした。 表6 ～ 表8 （p.54～56）に看護診断名の新しい動きを示した。

今日は根気が続いたために、ゆう子は一気に領域7から最後の領域13まで目を通しました。

> ああ、いやになるなあ。解説を読んでも、なんかピンとこないや……。でも、この解説書にはあとのほうに事例が入っていて、事例のアセスメントがあるから具体的なアセスメントのイメージができそう。事例のところで全部の領域のアセスメントを勉強することにしよう……。
>
> なんか、解説ばかりだとイメージわかないよなあ。"理論"が必要って言われても……。それって事例のところで紹介してくれるのかなあ……。
>
> 主任さんは理論の勉強もしているのかなあ。だとしたら、やっぱりすごいなあ。それ（理論）ばっかりは、教えてもらわなくては。

コラム2 発達理論とは

　発達理論で有名なエリック・H・エリクソンは、精神や人格の発達を人間が生まれてから死ぬまでの生涯にわたるテーマと考えました。

　また、エリクソンは人格の発達を、知的発達、社会性の発達、道徳性の発達といった特定の精神機能の発達として分けずに、身体的・心理的・社会的な総体として捉えました。乳幼児の発達など、発達を特定の時期に限定してみることなく、ライフサイクルの一部として、その時期の発達を捉えることをめざしました。

　"エリクソンの発達図式"は、8つの発達段階の時間的な連続的分化を示しています。「分岐点としての危機」は、たとえば前進か後退かを迫られる「峠」のような意味で使っています。

　それぞれの人生の段階で、身体的な変化、社会的な要請から、人はある危機に遭遇すると仮定され、それは発達のためにはなくてはならないものです。この危機は「○○対○○」と対立する2つの要因が、峠に当たる分岐点の両極に対置されます。

　たとえば乳児期では、「基本的信頼」の感覚と「基本的不信」の感覚を発達させていきますが、そのバランスのとり方によって人格は異なったものになります。極端に信頼感に偏っていたり、あるいは不信感に偏っていたりする場合、現実に則した形でうまく「希望」をもつことができない人格が形成されていきます。

エリクソンの発達図式

発達段階	分岐点としての危機	獲得するもの
①乳児期	基本的信頼　対　基本的不信	希望
②幼児期初期	自律性　対　恥・疑惑	意志
③遊戯期	自主性　対　罪悪感	目的
④学童期	勤勉性　対　劣等感	適格
⑤青年期	同一性　対　同一性混乱	忠誠
⑥前成人期	親密　対　孤立	愛
⑦成人期	生殖性　対　停滞	世話
⑧老年期	統合　対　絶望・嫌悪	英知

表 5 「NANDA-I看護診断2018-2020」分類法Ⅱによる領域・類の看護診断名と定義

※「看護診断のタイプ等」は著者による補足説明

領域	類	看護診断名	定義	看護診断のタイプ等
領域1：ヘルスプロモーション	類1：健康自覚	気分転換活動参加減少	レクリエーションやレジャー活動からの刺激、またそのような活動への関心や参加が減少した状態	問題焦点型
		ヘルスリテラシー促進準備状態	健康の促進・維持、健康リスクの軽減、全般的なQOLの向上に向け、日々の健康関連の判断に必要な健康情報や概念を発見・理解・評価・使用する、一連のスキルや能力（識字、知識、モチベーション、文化、言語）を使い高めるパターンが、さらに強化可能な状態	ヘルスプロモーション型
		坐位中心ライフスタイル	低い身体活動レベルを特徴とする生活習慣	問題焦点型
	類2：健康管理	高齢者虚弱シンドローム	健康面（身体、機能、心理、社会）の1つまたは複数が衰えた高齢者に起こる、障害などの健康上の弊害が発生しやすい、動的で不安定な均衡状態	シンドローム、高齢者
		高齢者虚弱シンドロームリスク状態	健康面（身体、機能、心理、社会）の1つまたは複数が衰えた高齢者に起こる、障害などの健康上の弊害が発生しやすい、動的で不安定な均衡状態になりやすい状態	シンドローム、リスク型、高齢者
		コミュニティヘルス不足	集団のウェルネスを妨害もしくは健康問題のリスクを増大させる、1つまたは複数の健康問題や要因が存在している状態	問題焦点型、地域社会
		リスク傾斜健康行動	自分のライフスタイルや活動を、ウェルネス・レベルを向上させるように変える能力が低下した状態	問題焦点型
		非効果的健康維持	安寧を維持するための支援を、識別したり、管理したり、探し出したりできない状態	問題焦点型
		非効果的健康管理	病気やその後遺症の治療計画を調整して日々の生活に取り入れるパターンが、特定の健康目標を達成するには不十分な状態	問題焦点型
		健康管理促進準備状態	病気やその後遺症の治療計画を調整して日々の生活に取り入れるパターンが、さらに強化可能な状態	ヘルスプロモーション型
		非効果的家族健康管理	病気やその後遺症の治療プログラムを調整して家族機能に取り入れるパターンが、一家の特定の健康目標を達成するには不十分な状態	問題焦点型、家族
		非効果的抵抗力	病気や損傷のような内的・外的脅威から自分を守る能力が低下した状態	問題焦点型
領域2：栄養	類1：摂取	栄養摂取消費バランス異常：必要量以下	栄養摂取が、代謝ニーズを満たすには不十分な状態	問題焦点型
		栄養促進準備状態	栄養摂取パターンが、さらに強化可能な状態	ヘルスプロモーション型
		母乳分泌不足	母乳の供給が、乳幼児の栄養状態を支えるには不十分な状態	問題焦点型、母親

領域	類	看護診断名	定義	看護診断のタイプ等
領域2：栄養	類1：摂取	非効果的母乳栄養	母乳を乳房から直接与えることが難しく、乳幼児の栄養状態を損なうおそれのある状態	問題焦点型、母親
		母乳栄養中断	母乳を乳房から直接与える連続性が遮られ、母乳育児の継続や乳幼児の栄養状態を損なうおそれのある状態	問題焦点型、母親
		母乳栄養促進準備状態	乳幼児に、母乳を乳房から直接与えるパターンが、さらに強化可能な状態	ヘルスプロモーション型、母親
		非効果的青年食生活動態	態度や行動の変化が過食や小食パターンをもたらし、栄養状態が損なわれている状態	問題焦点型、青年
		非効果的小児食生活動態	態度や行動の変化、子どもの食事パターンへの影響により、栄養状態が損なわれている状態	問題焦点型、小児
		非効果的乳児食生活動態	親のフィーディング（食事やミルクを与える）行動の変化が、過食や小食パターンをもたらしている状態	問題焦点型、乳児
		非効果的乳児哺乳パターン	乳児の吸てつ能力または吸てつ・嚥下反射の調整能力が低下し、代謝ニーズに対して経口栄養摂取が不十分な状態	問題焦点型、乳児
		肥満	体脂肪の蓄積が、年齢別・性別による標準値と比べて過剰で、過体重を上回る状態	問題焦点型
		過体重	体脂肪の蓄積が、年齢別・性別による標準値と比べて過剰な状態	問題焦点型
		過体重リスク状態	体脂肪の蓄積が、年齢別・性別による標準値と比べて過剰になりやすく、健康を損なうおそれのある状態	リスク型
		嚥下障害	嚥下メカニズムの機能異常で、口腔・咽頭・食道の構造や機能の欠損を伴う状態	問題焦点型
	類2：消化	現在該当なし		
	類3：吸収	現在該当なし		
	類4：代謝	血糖不安定リスク	血糖値が正常範囲から変動しやすく、健康を損なうおそれのある状態	リスク型
		新生児高ビリルビン血症	生後24時間以降に生じる、血中の非抱合型ビリルビンが蓄積（15mg／dL未満）した状態	問題焦点型、新生児
		新生児高ビリルビン血症リスク状態	生後24時間以降に、血中の非抱合型ビリルビンが蓄積（15mg／dL未満）しやすく、健康を損なうおそれのある状態	リスク型、新生児
		肝機能障害リスク状態	肝機能が低下しやすく、健康を損なうおそれのある状態	リスク型
		代謝平衡異常シンドロームリスク状態	肥満や2型糖尿病による心血管疾患の発症と関連している、有害な生化学的・生理学的因子の影響を受けやすく、健康を損なうおそれのある状態	シンドローム、リスク型
	類5：水化	電解質平衡異常リスク状態	血清電解質レベルが変化しやすく、健康を損なうおそれのある状態	リスク型

領域	類	看護診断名	定義	看護診断のタイプ等
領域2：栄養	類5：水化	体液量平衡異常リスク状態	血液内液、組織間液、細胞内液のすべてまたはいずれかが、減少、増加、細胞内外に急激にシフトしやすく、健康を損なうおそれのある状態。体液喪失と体液過剰の一方、あるいは両方を意味する	リスク型
		体液量不足	血液内液、組織間液、細胞内液のすべて、またはいずれかの減少。ナトリウム変化を伴わない水分喪失、脱水を意味する	問題焦点型
		体液量不足リスク状態	血液内液、組織間液、細胞内液のすべて、またはいずれかが減少しやすく、健康を損なうおそれのある状態	リスク型
		体液量過剰	余分な水分摂取と体液貯留の両方、またはいずれか一方がみられる状態	問題焦点型
領域3：排泄と交換	類1：泌尿器系機能	排尿障害	尿を排泄する機能に障害のある状態	問題焦点型
		機能性尿失禁	通常は自制できる人が、トイレに間に合わず、意図しない排尿を回避できない状態	問題焦点型
		溢流性尿失禁	膀胱の過拡張に伴う不随意の排尿	問題焦点型
		反射性尿失禁	ある程度予測可能な間隔で、膀胱が一定容量に達した時に、不随意な排尿のある状態	問題焦点型
		腹圧性尿失禁	腹腔内圧を上昇させる活動に伴い、突然に尿もれが起こる状態	問題焦点型
		切迫性尿失禁	強く切迫した尿意を感じた直後に、不随意の排尿が起こる状態	問題焦点型
		切迫性尿失禁リスク状態	強く切迫した尿意を感じた直後に、不随意の排尿が起こりやすく、健康を損なうおそれのある状態	リスク型
		尿閉	膀胱を完全に空にすることができない状態	問題焦点型
	類2：消化器系機能	便秘	通常の排便回数が減り、排便困難や不完全な便の排出や、非常に硬く乾燥した便の排出を伴う状態	問題焦点型
		便秘リスク状態	通常の排便回数が減り、排便困難や不完全な便の排出が起こりやすく、健康を損なうおそれのある状態	リスク型
		知覚的便秘	便秘だと自己診断し、必ず毎日排便すべく、下剤、浣腸、坐薬を乱用している状態	問題焦点型
		慢性機能性便秘	1年のうち少なくとも3か月以上続くような、排便回数の減少または排便困難が起きている状態	問題焦点型
		慢性機能性便秘リスク状態	1年のうちほぼ3か月以上続くような、排便回数の減少または排便困難が起こりやすく、健康を損なうおそれのある状態	リスク型
		下痢	軟らかい無形便の排出がみられる状態	問題焦点型
		消化管運動機能障害	胃腸系の蠕動運動の亢進、減弱、無効、または欠如が起きている状態	問題焦点型

領域	類	看護診断名	定義	看護診断のタイプ等
領域3： 排泄と交換	類2： 消化器系機能	消化管運動機能障害リスク状態	胃腸系の蠕動運動の亢進、減弱、無効、または欠如が起こりやすく、健康を損なうおそれのある状態	リスク型
		便失禁	不随意の排便が起こる状態	問題焦点型
	類3： 外皮系機能	現在該当なし		
	類4： 呼吸機能	ガス交換障害	肺胞－毛細血管膜における酸素化や二酸化炭素排出の過剰や不足がみられる状態	問題焦点型
領域4： 活動／休息	類1： 睡眠／休息	不眠	睡眠の量と質が破綻し、機能低下につながる状態	問題焦点型
		睡眠剥奪	休息を提供する、自然で、周期的で、持続する相対的意識の停止が、長期間ない状態	問題焦点型
		睡眠促進準備状態	休息や望ましいライフスタイルの維持をもたらす、自然で周期的な相対的意識の停止パターンが、さらに強化可能な状態	ヘルスプロモーション型
		睡眠パターン混乱	外的要因によって、限られた時間の覚醒が起こる状態	問題焦点型
	類2： 活動／運動	不使用性シンドロームリスク状態	指示された、またはやむをえない筋骨格系の不活動状態のために、体組織の崩壊が起こりやすく、健康を損なうおそれのある状態	リスク型
		床上移動障害	床上での、ある体位から別の体位への、自力動作に限界のある状態	問題焦点型
		身体可動性障害	胴体あるいは1つ以上の四肢の、自力での意図的な運動に限界のある状態	問題焦点型
		車椅子移動障害	環境内での、車椅子の自力操作に限界のある状態	問題焦点型
		坐位障害	臀部と大腿部で上半身を直立に支える安静位を、自力で意図的にとるか保つ能力に限界のある状態	問題焦点型
		立位障害	足から頭までの直立の姿勢を、自力で意図的にとるか保つ能力に限界のある状態	問題焦点型
		移乗能力障害	隣接する面から面への、自力移動に限界のある状態	問題焦点型
		歩行障害	環境内での自力徒歩移動に限界のある状態	問題焦点型
	類3： エネルギー平衡	エネルギーフィールド平衡異常	通常は途切れのない全体で、独特で、力強く、創造的で、非線形の、生命に関わるヒューマン・エネルギー・フローが、破綻した状態	問題焦点型
		倦怠感	どうしようもない持続的な脱力感、および通常の身体的作業や精神的作業をこなす能力が低下した状態	問題焦点型
		徘徊	本人を危険にさらす、うろうろ歩き、目的のない歩行、または反復的な歩行がみられる状態。境界線や区域や障害物とは無関係に起こることが多い	問題焦点型

領域	類	看護診断名	定義	看護診断のタイプ等
領域4：活動／休息	類4：心血管／肺反応	活動耐性低下	必要な日常活動または望ましい日常活動を持続や遂行するための、生理的あるいは心理的エネルギーが不足した状態	問題焦点型
		活動耐性低下リスク状態	必要な日常活動または望ましい日常活動を持続や遂行するための、生理的あるいは心理的エネルギーが不足しやすく、健康を損なうおそれのある状態	リスク型
		非効果的呼吸パターン	吸気と呼気の両方またはいずれか一方で、十分に換気できていない状態	問題焦点型
		心拍出量減少	心臓の拍出する血液量が、体の代謝要求に対して不十分な状態	問題焦点型
		心拍出量減少リスク状態	心臓の拍出する血液量が、体の代謝要求に対して不十分になりやすく、健康を損なうおそれのある状態	リスク型
		自発換気障害	生命維持に必要な自力呼吸の開始や維持ができなくなっている状態	問題焦点型
		血圧不安定リスク状態	動脈血管を流れる血液の力が変動しやすく、健康を損なうおそれのある状態	リスク型
		心臓組織循環減少リスク状態	心臓（冠動脈）の血液循環が減少しやすく、健康を損なうおそれのある状態	リスク型
		非効果的脳組織循環リスク状態	脳組織の血液循環が減少しやすく、健康を損なうおそれのある状態	リスク型
		非効果的末梢組織循環	末梢への血液循環が減少し、健康を損なうおそれのある状態	問題焦点型
		非効果的末梢組織循環リスク状態	末梢への血液循環が減少しやすく、健康を損なうおそれのある状態	リスク型
		人工換気離脱困難反応	人工呼吸器の換気補助レベルを下げることができず、ウィーニングが中断し長期化している状態	問題焦点型
	類5：セルフケア	家事家政障害	安全で成長を促す身近な環境を、1人では維持できない状態	問題焦点型
		入浴セルフケア不足	体を洗う（入浴）行為を、1人で完了できない状態	問題焦点型
		更衣セルフケア不足	衣服の着脱を、1人でできない状態	問題焦点型
		摂食セルフケア不足	1人で食べられない状態	問題焦点型
		排泄セルフケア不足	排便や排尿に関連する行為を、1人で完了できない状態	問題焦点型
		セルフケア促進準備状態	健康関連の目標を達成するために、自分のために行う活動パターンが、さらに強化可能な状態	ヘルスプロモーション型
		セルフネグレクト	社会が認める健康と安寧の水準を維持していない、セルフケア活動を1つ以上含む、文化で規定された一連の行動（Gibbons, Lauder, & Ludwick, 2006）	問題焦点型

領域	類	看護診断名	定義	看護診断のタイプ等
領域5: 知覚／認知	類1:注意	半側無視	身体および付随する環境への感覚反応や運動反応、心的表象、空間性注意に障害のある状態。片側への不注意と反対側への過剰な注意を特徴とする。左半側無視のほうが右半側無視よりも重症で長期化する	問題焦点型
	類2:見当識	現在該当なし		
	類3: 感覚／知覚	現在該当なし		
	類4:認知	急性混乱	短期間に発症する、意識、注意、認知、知覚の可逆的障害で、持続期間が3か月未満の状態	問題焦点型
		急性混乱リスク状態	短期間に発症する、意識、注意、認知、知覚の可逆的障害が起こりやすく、健康を損なうおそれのある状態	リスク型
		慢性混乱	知性・行動・性格に起こる、不可逆的・進行性・潜行性・長期的な変化で、認知機能（記憶、会話、言語、意思決定、実行機能）の障害、および日常活動の実施を依存している状態	問題焦点型
		不安定性情動コントロール	大げさで意図しない感情表出の爆発を、抑えられない状態	問題焦点型
		非効果的衝動コントロール	自分や他人によくない結果を招く可能性を考慮せずに、内的あるいは外的刺激に対して、拙速で無計画な行動パターンになる状態	問題焦点型
		知識不足	特定のテーマに関する認知情報がない、あるいは獲得していない状態	問題焦点型
		知識獲得促進準備状態	特定のテーマについての認知情報のパターン、あるいはその獲得パターンが、さらに強化可能な状態	ヘルスプロモーション型
		記憶障害	ちょっとした情報やスキルが、永続的に、覚えられない、あるいは思い出せない状態	問題焦点型
	類5: コミュニケーション	コミュニケーション促進準備状態	情報や考えを他者と交換するパターンが、さらに強化可能な状態	ヘルスプロモーション型
		言語的コミュニケーション障害	象徴（シンボル、記号）システムを受け取り、処理し、伝え、用いる能力の、どれかあるいはすべての低下、遅延、消失がある場合	問題焦点型
領域6: 自己知覚	類1: 自己概念	絶望感	選択肢がほとんどないか、あっても自分の思うように選択できない、あるいは自分のためにエネルギーを使えないと考える主観的状態	問題焦点型
		希望促進準備状態	自分のためにエネルギーを結集するのに必要な期待と願望のパターンが、さらに強化可能な状態	ヘルスプロモーション型
		人間の尊厳毀損リスク状態	尊重や敬意の喪失感が起こりやすく、健康を損なうおそれのある状態	リスク型
		自己同一性混乱	統合され完全である自己認識を維持できない状態	問題焦点型

領域	類	看護診断名	定義	看護診断のタイプ等
領域6： 自己知覚	類1： 自己概念	自己同一性混乱リスク状態	統合され完全な自己認識の維持ができなくなりやすく、健康を損なうおそれのある状態	リスク型
		自己概念促進準備状態	自分自身についての感じ方や考え方のパターンが、さらに強化可能な状態	ヘルスプロモーション型
	類2： 自尊感情	自尊感情慢性的低下	自己能力についての否定的な評価や感情が、3か月以上続く状態	問題焦点型
		自尊感情慢性的低下リスク状態	自己能力についての否定的な評価や感情が、長期間にわたって起こりやすく、健康を損なうおそれのある状態	リスク型
		自尊感情状況的低下	現状に対して、自己価値の否定的な見方が生じている状態	問題焦点型
		自尊感情状況的低下リスク状態	現状に対して、自己価値の否定的な見方が生じやすく、健康を損なうおそれのある状態	リスク型
	類3：ボディイメージ	ボディイメージ混乱	心の中に描き出される自分の姿・形が混乱している状態	問題焦点型
領域7： 役割関係	類1： 介護役割	介護者役割緊張	家族や重要他者のための、ケアの責任・期待・行動を全うすることが、困難になっている状態	問題焦点型、介護者
		介護者役割緊張リスク状態	家族や重要他者のための、ケアの責任・期待・行動を全うすることが、困難になりやすく、健康を損なうおそれのある状態	リスク型、介護者
		ペアレンティング障害	主たる養育者が、子どもにとって最適な成長発達を促進する環境をつくれない、維持できない、回復できない状態	問題焦点型、親
		ペアレンティング障害リスク状態	主たる養育者が、子どもにとって最適な成長発達を促進する環境をつくれない、維持できない、回復できない状態になりやすく、子どもの安寧を損なうおそれのある状態	リスク型、親
		ペアレンティング促進準備状態	子どもの成長発達を育むために、環境を提供するパターンが、さらに強化可能な状態	ヘルスプロモーション型、親
	類2： 家族関係	愛着障害リスク状態	親あるいは重要他者と子どもとの、保護的で養育的な互恵関係の発達を促す相互作用過程が、破綻しやすい状態	リスク型、親／重要他者と子ども
		家族機能障害	家族機能が、家族構成員の安寧を支えることができない状態	問題焦点型、家族
		家族機能破綻	家族機能の連続性が途切れ、家族構成員の安寧を支えることができない状態	問題焦点型、家族
		家族機能促進準備状態	家族構成員の安寧を支えるための家族機能のパターンが、さらに強化可能な状態	ヘルスプロモーション型、家族
	類3： 役割遂行	非効果的パートナーシップ	パートナーシップのパターンが、互いのニーズを支え合うには不十分な状態	問題焦点型、パートナー
		非効果的パートナーシップリスク状態	パートナーシップのパターンが、互いのニーズを支え合うには不十分になりやすい状態	リスク型、パートナー

領域	類	看護診断名	定義	看護診断のタイプ等
領域7：役割関係	類3：役割遂行	パートナーシップ促進準備状態	互いのニーズを支え合うための相補的なパートナーシップのパターンが、さらに強化可能な状態	ヘルスプロモーション型、パートナー
		親役割葛藤	親が経験する、危機に反応した役割の混乱と葛藤	問題焦点型、親
		非効果的役割遂行	行動と自己表現のパターンが、周囲の状況・規範・期待に合わない状態	問題焦点型
		社会的相互作用障害	社会的な交換が、量的に不十分か過剰、あるいは質的に無効な状態	問題焦点型
領域8：セクシュアリティ	類1：性同一性	現在該当なし		
	類2：性的機能	性的機能障害	性反応の欲望期・興奮期・オーガズム期の、すべてあるいはいずれかで、性機能の変化を個人が経験し、満足感がない、報われない、または不十分と見なされる状態	問題焦点型
		非効果的セクシュアリティパターン	自分のセクシュアリティに関する懸念の表出がみられる状態	問題焦点型
	類3：生殖	非効果的出産育児行動	安寧を確保するための、健康的な妊娠、出産、新生児ケアの準備や維持が困難な状態	問題焦点型、母親
		非効果的出産育児行動リスク状態	安寧を確保するための、健康的な妊娠、出産、新生児ケアの準備や維持が困難になりやすい状態	リスク型、母親
		出産育児行動促進準備状態	安寧を確保するための、健康的な妊娠、出産、新生児ケアの準備や維持のパターンが、さらに強化可能な状態	ヘルスプロモーション型、母親
		母親/胎児二者関係混乱リスク状態	共存疾患または妊娠関連の状態の結果、母親と胎児の共生的な二者関係が途絶えやすく、胎児の健康を損なうおそれのある状態	リスク型、母親/胎児
領域9：コーピング/ストレス耐性	類1：トラウマ後反応	移住トランジション複雑化リスク状態	移民としてのトランジションにおける、不満足な結果や文化的障壁に対して、否定的な感情（孤独感、恐怖、不安）を経験しやすく、健康を損なうおそれのある状態	リスク型
		心的外傷後シンドローム	忘れられないほど衝撃的で圧倒的な出来事に対する、持続的な不適応反応	シンドローム
		心的外傷後シンドロームリスク状態	忘れられないほど衝撃的で圧倒的な出来事に対して、不適応反応が続きやすく、健康を損なうおそれのある状態	シンドローム、リスク型
		レイプ-心的外傷シンドローム	被害者の意思や同意を無視した、強制的で暴力的な性行為に対する持続的な不適応反応	シンドローム
		移転ストレスシンドローム	ある環境から別の環境へ移動した後に生じる、生理的な混乱や心理社会的な混乱	シンドローム
		移転ストレスシンドロームリスク状態	ある環境から別の環境への移動後に、生理的な混乱や心理社会的な混乱が起こりやすく、健康を損なうおそれのある状態	シンドローム、リスク型
	類2：コーピング反応	非効果的行動計画	時間や条件で決まっている一連の行動に向けて、準備ができない状態	問題焦点型

領域	類	看護診断名	定義	看護診断のタイプ等
領域9：コーピング／ストレス耐性	類2：コーピング反応	非効果的行動計画リスク状態	時間や条件で決まっている一連の行動に向けて、準備が困難になりやすく、健康を損なうおそれのある状態	リスク型
		不安	自律神経反応を伴う、漠然として不安定な不快感や恐怖感（本人に原因は特定できないかわからないことが多い）で、危険の予感によって生じる気がかりな感情。身に降りかかる危険を警告する合図であり、脅威に対処する方策を講じさせる	問題焦点型
		防衛的コーピング	自己防衛パターンに基づき、偽りの肯定的自己評価を繰り返し投影することで、知覚している潜在的脅威から肯定的な自己愛を守っている状態	問題焦点型
		非効果的コーピング	認知面や行動面の努力を伴う、ストレッサー評価が無効なパターンで、安寧に関する要求を管理できない状態	問題焦点型
		コーピング促進準備状態	安寧に関する要求を管理するための、認知面や行動面の努力を伴う、ストレッサーの評価が有効なパターンが、さらに強化可能な状態	ヘルスプロモーション型
		非効果的地域社会コーピング	地域社会が適応と問題解決に使う活動パターンが、地域社会の需要や必要性を十分に満たしていない状態	問題焦点型、地域社会
		地域社会コーピング促進準備状態	地域社会が適応と問題解決に使う活動パターンが、地域社会の需要や必要性を満たし、さらに強化可能な状態	ヘルスプロモーション型、地域社会
		家族コーピング機能低下	患者が健康課題に関連した適応課題を管理またはやり遂げるのに必要としているにもかかわらず、通常なら支援的なプライマリパーソン（家族構成員、重要他者、親しい友人）からのサポート・慰め・援助・励ましが、十分でない、役に立っていない、あるいは低下している状態	問題焦点型、家族
		家族コーピング機能停止	プライマリパーソン（家族構成員、重要他者、親しい友人）の行動が、健康問題への適応に必須となる課題に効果的に立ち向かうための、自分や患者の能力を無効にしてしまう状態	問題焦点型、家族
		家族コーピング促進準備状態	患者の健康問題に深く関わっているプライマリパーソン（家族構成員、重要他者、親しい友人）の適応課題を管理するパターンが、さらに強化可能な状態	ヘルスプロモーション型、家族
		死の不安	自分の存在に対する現実的な脅威または想像した脅威の認識によって生じる、漠然とした不安定な不快感や恐怖感	問題焦点型
		非効果的否認	不安や恐怖を軽減するために、ある出来事についての知識やその意味を意識的または無意識的に否定しようとする試みが、健康を損ねる原因となっている状態	問題焦点型
		恐怖	自覚している脅威に対する反応で、意識的に危険だと認識している状態	問題焦点型

領域	類	看護診断名	定義	看護診断のタイプ等
領域9：コーピング/ストレス耐性	類2：コーピング反応	悲嘆	情動面・身体面・スピリチュアル面・社会面・知的側面の反応と行動を含む正常で複雑なプロセスであり、実際の喪失、予期される喪失、または知覚した喪失を、個人や家族や地域社会が毎日の生活に組み込む手段となるプロセス	問題焦点型、個人、家族、地域社会
		悲嘆複雑化	重要他者の死後に起こる障害で、死別に伴う苦悩の経験が、標準的な期待どおりに進まないことによって起こる機能障害	問題焦点型、家族
		悲嘆複雑化リスク状態	重要他者の死後に、死別に伴う苦悩の経験が、標準的な期待どおりには進まないことによって、機能障害が起こりやすく、健康を損なうおそれのある状態	リスク型、家族
		気分調節障害	軽度から重度までさまざまな、一連の感情的、認知的、身体的、生理的症状で構成される、気分あるいは感情の変動を特徴とする精神状態	問題焦点型
		無力感	自分の行動が結果を大きく左右することはないなどの考え方を含め、状況に対するコントロールの欠如を直接的に経験している状態	リスク型
		無力感リスク状態	自分の行動が結果を大きく左右することはないなどの考え方を含め、状況に対するコントロールの欠如を直接的に経験しやすく、健康を損なうおそれのある状態	リスク型
		パワー促進準備状態	安寧のために、意識的に変化に参加するパターンが、さらに強化可能な状態	ヘルスプロモーション型
		レジリエンス障害	認識された困難あるいは変化する状況から、ダイナミックな適応プロセスを通して回復する能力が低下した状態	問題焦点型
		レジリエンス障害リスク状態	認識された困難あるいは変化する状況から、ダイナミックな適応プロセスを通して回復する能力が低下しやすく、健康を損なうおそれのある状態	リスク型
		レジリエンス促進準備状態	認識された困難あるいは変化する状況から、ダイナミックな適応プロセスを通して回復する能力のパターンが、さらに強化可能な状態	ヘルスプロモーション型
		慢性悲哀	周期的に繰り返し起こり、進行する可能性がある、広範囲にわたる悲しみのパターン。疾患や障害の軌跡を通じた絶え間ない喪失を受けて（親、介護者、慢性疾患や障害をもつ個人が）経験する	問題焦点型
		ストレス過剰負荷	行動を必要とする要求の量と種類が、過度にある状態	問題焦点型
	類3：神経行動ストレス	急性離脱シンドローム	依存性のある化合物の急激な中断に続く、重篤で、多因子性の、続発症	シンドローム
		急性離脱シンドロームリスク状態	依存性のある化合物の急激な中断に続く、重篤で、多因子性の、続発症が起こりやすく、健康を損なうおそれのある状態	シンドローム、リスク型

領域	類	看護診断名	定義	看護診断のタイプ等
領域9：コーピング/ストレス耐性	**類3：神経行動ストレス**	自律神経反射異常亢進	第7胸髄かそれより上部の脊髄損傷後に生じる、命にかかわる抑制できない有害刺激に対する、交感神経系の反応がみられる状態	問題焦点型
		自律神経反射異常亢進リスク状態	第6胸髄またはそれより上部の胸髄に損傷や病変を有する人で、脊髄性ショックからは回復しているが、命にかかわる抑制できない有害刺激に対する交感神経系の反応が起こりやすく（第7と第8胸髄損傷の患者にみられる）、健康を損なうおそれのある状態	リスク型
		頭蓋内許容量減少	通常ならば頭蓋内量の増加分を補正する、頭蓋内液の動態機構が損なわれ、有害ならびに有害でない種々の刺激に対して、頭蓋内圧（ICP）が繰り返し不均衡に上昇している状態	問題焦点型
		新生児離脱シンドローム	依存性のある物質への胎内曝露、あるいは、出生後の薬物疼痛管理の結果として、一連の離脱症状が新生児にみられる状態	シンドローム、新生児
		乳児行動統合障害	機能する生理的システムと神経行動的システムが崩壊している状態	問題焦点型、乳児
		乳児行動統合障害リスク状態	機能する生理的システムと神経行動的システムの調整パターンが崩壊しやすく、健康を損なうおそれのある状態	リスク型、乳児
		乳児行動統合促進準備状態	機能する生理的システムと神経行動的システムの統合された調整パターンが、さらに強化可能な状態	ヘルスプロモーション型、乳児
領域10：生活原理	**類1：価値観**		現在該当なし	
	類2：信念	スピリチュアルウエルビーイング促進準備状態	人生の意味や目的を、自己・他者・芸術・音楽・文学・自然・自分自身よりも大きな力とのつながりの中で経験し統合するパターンが、さらに強化可能な状態	ヘルスプロモーション型
	類3：価値観/信念/行動の一致	意思決定促進準備状態	長短期の健康関連目標を達成するための、行動方針を選ぶパターンが、さらに強化可能な状態	ヘルスプロモーション型
		意思決定葛藤	競合する選択肢は、価値観と信念に対する挑戦・危険・損失を伴っているため、とるべき行動方針に不確かさを感じている状態	問題焦点型
		解放的意思決定障害	医療上の意思決定プロセスが、個人的知識や社会規範への配慮に欠けている、あるいは柔軟な環境下で行われないために、満足できない決定をもたらしている状態	問題焦点型
		解放的意思決定障害リスク状態	医療上の意思決定プロセスが、個人的知識や社会規範への配慮に欠けている、あるいは柔軟な環境下で行われないために、満足できない決定を招きやすい状態	リスク型
		解放的意思決定促進準備状態	医療上の意思決定プロセスが、個人的知識や社会規範に対する考慮を組み入れ、さらに強化可能な状態	ヘルスプロモーション型

領域	類	看護診断名	定義	看護診断のタイプ等
領域10:生活原理	**類3:価値観/信念/行動の一致**	道徳的苦悩	選択した倫理的・道徳的決定あるいは倫理的・道徳的行動を、実行できないことへの反応が起きている状態	問題焦点型
		信仰心障害	宗教的信念を頼りに活動したり、特定の信仰の伝統儀式に参加したりする能力が低下した状態	問題焦点型
		信仰心障害リスク状態	宗教的信念を頼りにしたり、特定の信仰の伝統儀式に参加したりする能力が低下しやすく、健康を損なうおそれのある状態	リスク型
		信仰心促進準備状態	宗教的信念を頼りにしたり、特定の信仰の伝統儀式に参加したりするパターンが、さらに強化可能な状態	ヘルスプロモーション型
		スピリチュアルペイン	人生の意味を、自己・他者・世界・超越的存在とのつながりを介して経験する能力の低下に、苦しんでいる状態	問題焦点型
		スピリチュアルペインリスク状態	人生の意味や目的を、自己・文学・自然・自分自身よりも大きな力とのつながりの中で経験し統合する能力が低下しやすく、健康を損なうおそれのある状態	リスク型
領域11:安全/防御	**類1:感染**	感染リスク状態	病原体が侵入し増殖しやすく、健康を損なうおそれのある状態	リスク型
		手術部位感染リスク状態	手術部位に病原体が侵入しやすく、健康を損なうおそれのある状態	リスク型
	類2:身体損傷	非効果的気道浄化	きれいな気道を維持するために、分泌物または閉塞物を気道から取り除くことができない状態	問題焦点型
		誤嚥リスク状態	気管や気管支に、消化管分泌物・口腔咽頭分泌物・固形物・液体が入りやすく、健康を損なうおそれのある状態	リスク型
		出血リスク状態	血液量が減少しやすく、健康を損なうおそれのある状態	リスク型
		歯生障害	歯の発達や萌出パターン、あるいは個々の歯の構造的完全性が破綻している状態	問題焦点型
		ドライアイリスク状態	眼を潤す涙の量が減る、あるいは涙の質が低下することで、眼の不快感または角膜や結膜に損傷が起こりやすく、健康を損なうおそれのある状態	リスク型
		口腔乾燥リスク状態	粘膜を湿らせる唾液の量や質の低下によって、口腔粘膜に不快を感じやすく、また損傷を受けやすく、健康を損なうおそれのある状態	リスク型
		転倒転落リスク状態	転倒や転落が発生しやすく、身体的危害を引き起こし、健康を損なうおそれのある状態	リスク型
		角膜損傷リスク状態	角膜組織の表層あるいは深層に影響する、感染または炎症性損傷が起きやすく、健康を損なうおそれのある状態	リスク型

領域	類	看護診断名	定義	看護診断のタイプ等
領域11： 安全/防御	類2： 身体損傷	身体損傷リスク状態	個人の適応資源や防御資源と、周囲の環境条件との相互作用の結果、身体を損傷しやすく、健康を損なうおそれのある状態	リスク型
		尿路損傷リスク状態	カテーテル使用により、尿路構造の損傷が起きやすく、健康を損なうおそれのある状態	リスク型
		周手術期体位性身体損傷リスク状態	侵襲的処置や外科手術の間に用いる体位や機材が原因で、想定外の解剖学的変化や身体的変化が起こりやすく、健康を損なうおそれのある状態	リスク型
		熱傷凍傷リスク状態	両極端の温度によって皮膚や粘膜に損傷が起こりやすく、健康を損なうおそれのある状態	リスク型
		口腔粘膜統合性障害	口唇、軟部組織、口腔前庭、中咽頭の損傷がある状態	問題焦点型
		口腔粘膜統合性障害リスク状態	口唇、軟部組織、口腔前庭、中咽頭の損傷が起きやすく、健康を損なうおそれのある状態	リスク型
		末梢性神経血管性機能障害リスク状態	四肢の循環、感覚、運動の機能が破綻しやすく、健康を損なうおそれのある状態	リスク型
		身体外傷リスク状態	突然発症し重症で、早急に対応が必要な、身体的傷害を受けやすい状態	リスク型
		血管外傷リスク状態	留置してあるカテーテルや注入された薬液に関連して、血管およびその周辺組織に損傷が起こりやすく、健康を損なうおそれのある状態	リスク型
		褥瘡リスク状態	圧迫または圧力とずれ力（剪断力）が相まった結果、骨突出部上の皮膚や下層組織に限局性の損傷が起きやすく、健康を損なうおそれのある状態〔NPUAP（米国褥瘡諮問委員会），2007〕	リスク型
		ショックリスク状態	身体組織への血液供給が不十分になる危険があり、命にかかわる細胞機能障害が起きやすく、健康を損なうおそれのある状態	リスク型
		皮膚統合性障害	表皮と真皮の両方またはどちらか一方が変化した状態	問題焦点型
		皮膚統合性障害リスク状態	表皮と真皮の両方またはどちらか一方に変化が起こりやすく、健康を損なうおそれのある状態	リスク型
		乳児突然死リスク状態	乳児に予期せぬ死が起こりやすい状態	リスク型
		窒息リスク状態	吸入する空気が不十分になりやすく、健康を損なうおそれのある状態	リスク型
		術後回復遅延	手術後に、生命、健康、安寧を維持する活動を、再開するまでに必要な日数が延長している状態	問題焦点型
		術後回復遅延リスク状態	手術後に、生命、健康、安寧を維持する活動を、再開するまでに必要な日数の延長が起きやすく、健康を損なうおそれのある状態	リスク型

領域	類	看護診断名	定義	看護診断のタイプ等
領域11：安全/防御	類2：身体損傷	組織統合性障害	粘膜、角膜、外皮系、筋膜、筋肉、腱、骨、軟骨、関節包、靱帯に損傷がある状態	問題焦点型
		組織統合性障害リスク状態	粘膜、角膜、外皮系、筋膜、筋肉、腱、骨、軟骨、関節包、靱帯の損傷が起きやすく、健康を損なうおそれのある状態	リスク型
		静脈血栓塞栓リスク状態	一般的に、大腿部、ふくらはぎ、あるいは上肢の深部静脈に、遊離して別の血管を詰まらせる血栓が発生しやすく、健康を損なうおそれのある状態	リスク型
	類3：暴力	女性器切除リスク状態	文化、宗教、その他のさまざまな非治療的理由による、女性の外性器および他の生殖器のすべてあるいは部分的な切除を受けやすく、健康を損なうおそれのある状態	リスク型
		対他者暴力リスク状態	他者に対して、身体的・情緒的・性的に害を及ぼすような、行動をとりやすい状態	リスク型
		対自己暴力リスク状態	自分に対して、身体的・情緒的・性的に害を及ぼすような、行動をとりやすい状態	リスク型
		自己傷害	緊張を和らげるために、致命傷にならないように意図的に自分を傷つけ、組織にダメージを与える行動	問題焦点型
		自己傷害リスク状態	緊張を和らげるために、致命傷にならないように意図的に自分を傷つけ、組織にダメージを与える行動をとりやすい状態	リスク型
		自殺リスク状態	自分自身に生命を脅かすけがを負わせやすい状態	リスク型
	類4：環境危険	汚染	健康に悪影響を与え得る量の、環境汚染物質に曝された状態	問題焦点型
		汚染リスク状態	環境汚染物質に曝されやすく、健康を損なうおそれのある状態	リスク型
		労働災害リスク状態	仕事関連の事故や疾病が起こりやすく、健康を損なうおそれのある状態	リスク型
		中毒リスク状態	健康に悪影響を及ぼす量の薬物や危険物への不慮の曝露、あるいはそれらを不慮に摂取しやすく、健康を損なうおそれのある状態	リスク型
	類5：防御機能	ヨード造影剤有害作用リスク状態	ヨード造影剤使用に伴う、有害または予期していなかった反応が、造影剤注入後7日以内に起こりやすく、健康を損なうおそれのある状態	リスク型
		アレルギー反応リスク状態	多様な物質に対して、過剰な免疫反応または免疫応答が起こりやすく、健康を損なうおそれのある状態	リスク型
		ラテックスアレルギー反応	天然ゴムラテックス製品に対して、過敏反応が起きている状態	問題焦点型
		ラテックスアレルギー反応リスク状態	天然ゴムラテックス製品に対して、過敏反応が起こりやすく、健康を損なうおそれのある状態	リスク型

領域	類	看護診断名	定義	看護診断のタイプ等
領域11： 安全／防御	類6： 体温調節	高体温	体温調節障害により、深部体温が日内の正常範囲を上回っている状態	問題焦点型
		低体温	体温調節障害により、深部体温が日内の正常範囲を下回っている状態	問題焦点型
		低体温リスク状態	体温調節障害により、深部体温が日内の正常範囲よりも下がりやすく、健康を損なうおそれのある状態	リスク型
		周手術期低体温リスク状態	手術の1時間前から24時間後までの間に、予期せずに深部体温が36℃以下になりやすく、健康を損なうおそれのある状態	リスク型
		非効果的体温調節機能	体温が低体温と高体温との間で変動している状態	問題焦点型
		非効果的体温調節機能リスク状態	体温が低体温と高体温との間で変動しやすく、健康を損なうおそれのある状態	リスク型
領域12： 安楽	類1： 身体的安楽	安楽障害	身体的・心理スピリチュアル的・環境的・文化的・社会的側面における、安心・緩和・超越が欠如している感覚	問題焦点型
		安楽促進準備状態	身体的・心理スピリチュアル的・環境的・文化的・社会的側面における、安心・緩和・超越のパターンが、さらに強化可能な状態	ヘルスプロモーション型
		悪心	のどの奥や胃に不快感を覚える主観的現象で、嘔吐を引き起こすこともあれば、そうでないこともある状態	問題焦点型
		急性疼痛	実在する、あるいは潜在する組織損傷に伴う、もしくはそのような損傷によって説明される、不快な感覚的および情動的経験（国際疼痛学会）。発症は突発的または遅発的で、強さは軽度から重度までさまざまあり、回復が期待・予測でき、継続は3か月未満	問題焦点型
		慢性疼痛	実在する、あるいは潜在する組織損傷に伴う、もしくはそのような損傷によって説明される、不快な感覚的・情動的経験（国際疼痛学会）。発症は突発的または遅発的で、強さは軽度から重度までさまざまあり、持続的・反復的で、回復は期待・予測できず、3か月以上続く	問題焦点型
		慢性疼痛シンドローム	反復性あるいは持続性の疼痛が、少なくとも3か月以上続き、日常的な機能や安寧に大きな影響を及ぼしている状態	シンドローム
		分娩陣痛	分娩と出産に伴い、心地よいものから不快なものまでさまざま、感覚的にまた情動的に経験している状態	問題焦点型
	類2： 環境的安楽	安楽障害	身体的・心理スピリチュアル的・環境的・文化的・社会的側面における、安心・緩和・超越が欠如している感覚	問題焦点型
		安楽促進準備状態	身体的・心理スピリチュアル的・環境的・文化的・社会的側面における、安心・緩和・超越のパターンが、さらに強化可能な状態	ヘルスプロモーション型

領域	類	看護診断名	定義	看護診断のタイプ等
領域12： 安楽	類3： 社会的安楽	安楽障害	身体的・心理スピリチュアル的・環境的・文化的・社会的側面における、安心・緩和・超越が欠如している感覚	問題焦点型
		安楽促進準備状態	身体的・心理スピリチュアル的・環境的・文化的・社会的側面における、安心・緩和・超越のパターンが、さらに強化可能な状態	ヘルスプロモーション型
		孤独感リスク状態	他者との接触をより多く望んだり、必要としたりする気持ちに関連した、不快感を経験しやすく、健康を損なうおそれのある状態	リスク型
		社会的孤立	個人が孤独感を経験している状態であり、他者から強いられたもので、悪いあるいは脅威となる状況だと思い込んでいる状態	問題焦点型
領域13： 成長発達	類1：成長	現在該当なし		
	類2：発達	発達遅延リスク状態	社会的行動、自己調整行動、認知技能、言語技能、粗大運動技能、微細運動技能のうち、1つ以上の領域で25%以上の遅滞が起こりやすく、健康を損なうおそれのある状態	リスク型

＊「類」の下位に看護診断名のないものは現在開発中
NANDA インターナショナル / 上鶴重美．（2017/2018）．NANDA-I看護診断 定義と分類2018-2020原書第11版．医学書院，pp.160-585．より許可を得て一部改変して転載

表6 「NANDA-I看護診断 定義と分類2018-2020」から加わった新しい17の看護診断名

※赤字は著者による補足説明

領域	類	新しい看護診断名
領域1： ヘルスプロモーション	類1：健康自覚 （NANDA-I, 2018-2020, p.162）	●"ヘルスリテラシー促進準備状態（Readiness for enhanced health literacy）"（2016, エビデンスレベル2.1）：型：ヘルスプロモーション型 定義：健康の促進・維持、健康リスクの軽減、全般的なQOLの向上に向け、日々の健康関連の判断に必要な健康情報や概念を発見・理解・評価・使用する、一連のスキルや能力（識字、知識、モチベーション、文化、言語）を使い高めるパターンが、さらに強化可能な状態 自らの健康増進をめざして健康関連知識を高めることや健康関連情報の積極的な収集をしようとする行動が観察され、それらの行動をさらに強化できる状態
領域2： 栄養	類1：摂取 （NANDA-I, 2018-2020, pp.190-196）	●"非効果的青年食生活動態（Ineffective adolescent eating dynamics）"（2016, エビデンスレベル2.1）：型：問題焦点型、青年 定義：態度や行動の変化が過食や小食パターンをもたらし、栄養状態が損なわれている状態 青年の食生活が過食や小食などを招いており、そのために栄養状態が悪化している状態 ●"非効果的小児食生活動態（Ineffective child eating dynamics）"（2016, エビデンスレベル2.1）：型：問題焦点型、小児 定義：態度や行動の変化、子どもの食事パターンへの影響により、栄養状態が損なわれている状態 小児の食生活が過食や小食などを招いており、そのために栄養状態が悪化している状態 ●"非効果的乳児食生活動態（Ineffective infant feeding dynamics）"（2016, エビデンスレベル2.1）：型：問題焦点型、乳児 定義：親のフィーディング（食事やミルクを与える）行動の変化が、過食や小食パターンをもたらしている状態 乳児への食事やミルクを与える親の行動変化によって、乳児の過食や小食などを招いており、そのために栄養状態が悪化している状態
	類4：代謝 （NANDA-I, 2018-2020, p.213）	●"代謝平衡異常シンドロームリスク状態（Risk for metabolic imbalance syndrome）"（2016, エビデンスレベル2.1）：型：シンドローム、リスク型 定義：肥満や2型糖尿病による心血管疾患の発症と関連している、有害な生化学的・生理学的因子の影響を受けやすく、健康を損なうおそれのある状態 適切な健康管理行動を維持することができないことによって生じた肥満や2型糖尿病による心血管疾患の発症と関係しており、【関連する状態】に示された症状や臨床所見によって健康状態が悪化する危険性が高い状態
領域4： 活動／休息	類3：エネルギー平衡 （NANDA-I, 2018-2020, pp.273-274）	●"エネルギーフィールド平衡異常（Imbalanced energy field）"（2016, エビデンスレベル2.1）：型：問題焦点型 定義：通常は途切れのない全体で、独特で、力強く、創造的で、非線形の、生命に関わるヒューマン・エネルギー・フローが、破綻した状態 危機状態や疾患によって、通常であればヒト全体の周囲を覆っている正常なエネルギーの流れが途絶えたり、さえぎられたり、破綻したりしている状態
	類4：心血管／肺反応 （NANDA-I, 2018-2020, p.288）	●"血圧不安定リスク状態（Risk for unstable blood pressure）"（2016, エビデンスレベル2.1）：型：リスク型 定義：動脈血管を流れる血液の力が変動しやすく、健康を損なうおそれのある状態 【関連する状態】に示された症状や臨床所見によって血圧が不安定になる危険性が高くなっている状態
領域9： コーピング／ ストレス耐性	類1：トラウマ後反応 （NANDA-I, 2018-2020, p.391）	●"移住トランジション複雑化リスク状態（Risk for complicated immigration transition）"（2016, エビデンスレベル2.1）：型：リスク型 定義：移民としてのトランジションにおける、不満足な結果や文化的障壁に対して、否定的な感情（孤独感、恐怖、不安）を経験しやすく、健康を損なうおそれのある状態 移民のために移住を強制され、自国での家族との安定した生活環境が得ることができないことから生じる孤独感や恐怖、不安によって健康状態が損なわれる危険性が高い状態

領域	類	新しい看護診断名
領域9: **コーピング／** **ストレス耐性**	類3:神経行動ストレス （NANDA-I, 2018-2020, pp.442-443, 451-452）	●"急性離脱シンドローム（Acute substance withdrawal syndrome）"（2016, エビデンスレベル2.1）:型:シンドローム **定義**:依存性のある化合物の急激な中断に続く、重篤で、多因子性の、続発症 薬物依存のために急性混乱、不安、不眠、悪心などの複数の症状が観察される状態 ●"急性離脱シンドロームリスク状態（Risk for acute substance withdrawal syndrome）"（2016, エビデンスレベル2.1）:型:シンドローム、リスク型 **定義**:依存性のある化合物の急激な中断に続く、重篤で、多因子性の、続発症が起こりやすく、健康を損なうおそれのある状態 薬物依存のために急性混乱、不安、不眠、悪心などの複数の症状が観察される状態になる可能性が高く、健康状態が損なわれる危険性が高い状態 ●"新生児離脱シンドローム（Neonatal abstinence syndrome）"（2016, エビデンスレベル2.1）:型:シンドローム、新生児 **定義**:依存性のある物質への胎内曝露、あるいは、出生後の薬物疼痛管理の結果として、一連の離脱症状が新生児に見られる状態 依存性のある物質が胎内に存在していたことによって、出生後に投与された薬物疼痛管理の結果、誤嚥リスク・下痢・不眠・安楽障害などの複数の症状が観察される状態
領域11: **安全／防御**	類1:感染 （NANDA-I, 2018-2020, pp.485-486）	●"手術部位感染リスク状態（Risk for surgical site infection）"（2016, エビデンスレベル2.1）:型:リスク型 **定義**:手術部位に病原体が侵入しやすく、健康を損なうおそれのある状態 手術部位からの感染の可能性が高く、健康状態が損なわれる危険性が高い状態
	類2:身体損傷 （NANDA-I, 2018-2020, pp.495, 530-531）	●"口腔乾燥リスク状態（Risk for dry mouth）"（2016, エビデンスレベル2.1）:型:リスク型 **定義**:粘膜を湿らせる唾液の量や質の低下によって、口腔粘膜に不快を感じやすく、また損傷を受けやすく、健康を損なうおそれのある状態 【関連する状態】に示された要因から口腔粘膜が乾燥する可能性が高く、健康状態が損なわれる危険性が高い状態 ●"静脈血栓塞栓リスク状態（Risk for venous thromboembolism）"（2016, エビデンスレベル2.1）:型:リスク型 **定義**:一般的に、大腿部、ふくらはぎ、あるいは上肢の深部静脈に、遊離して別の血管を詰まらせる血栓が発生しやすく、健康を損なうおそれのある状態 【関連する状態】に示された要因から静脈血管塞栓を起こす可能性が高く、健康状態が損なわれる危険性が高い状態
	類3:暴力 （NANDA-I, 2018-2020, p.532）	●"女性器切除リスク状態（Risk for female genital mutilation）"（2016, エビデンスレベル2.1）:型:リスク型 **定義**:文化、宗教、その他のさまざまな非治療的理由による、女性の外性器および他の生殖器のすべてあるいは部分的な切除を受けやすく、健康を損なうおそれのある状態 文化や宗教などのために女性の外性器や生殖器に部分的な切除を受ける可能性が高く、健康状態が損なわれる危険性が高い状態
	類4:環境危険 （NANDA-I, 2018-2020, p.548）	●"労働災害リスク状態（Risk for occupational injury）"（2016, エビデンスレベル2.1）:型:リスク型 **定義**:仕事関連の事故や疾病が起こりやすく、健康を損なうおそれのある状態 労働に関連する事故や疾患を引き起こす可能性が高く、健康状態が損なわれる危険性が高い状態
	類6:体温調節 （NANDA-I, 2018-2020, pp.564-565）	●"非効果的体温調節機能リスク状態（Risk for ineffective thermoregulation）"（2016, エビデンスレベル2.1）:型:リスク型 **定義**:体温が低体温と高体温との間で変動しやすく、健康を損なうおそれのある状態 【関連する状態】に示された要因から体温変動が起こる可能性が高く、健康状態が損なわれる危険性が高い状態

表 7 「NANDA-I看護診断 定義と分類2018-2020」で名称が変更された看護診断名

領域	類	以前の看護診断名	改訂された看護診断名
領域1：ヘルスプロモーション	類1：健康自覚	Decreased diversional activity（00097） ●気分転換活動不足	Decreased diversional activity engagement ●気分転換活動参加減少
領域2：栄養	類1：摂取	Insufficient breast milk（00216） ●母乳分泌不足	Insufficient breast milk production ●母乳分泌不足（日本語訳は変更なし）
	類4：代謝	Neonatal jaundice（00194） ●新生児黄疸	Neonatal hyperbilirubinemia ●新生児高ビリルビン血症
		Risk for neonatal jaundice（00230） ●新生児黄疸リスク状態	Risk for neonatal hyperbilirubinemia ●新生児高ビリルビン血症リスク状態
領域4：活動／休息	類3：エネルギー平衡	Fatigue（00093） ●消耗性疲労	●倦怠感（日本語訳のみ変更）
領域9：コーピング／ストレス耐性	類2：コーピング反応	Compromised family coping（00074） ●家族コーピング妥協化	●家族コーピング機能低下（日本語訳のみ変更）
		Disabled family coping（00073） ●家族コーピング無力化	●家族コーピング機能停止（日本語訳のみ変更）
領域11：安全／防御	類2：身体損傷	Impaired oral mucous membrane（00045） ●口腔粘膜障害	Impaired oral mucous membrane integrity ●口腔粘膜統合性障害
		Risk for impaired oral mucous membrane（00247） ●口腔粘膜障害リスク状態	Risk for impaired oral mucous membrane integrity ●口腔粘膜統合性障害リスク状態
		Risk for trauma（00038） ●身体外傷リスク状態	Risk for physical trauma ●身体外傷リスク状態（日本語訳は変更なし）
		Risk for sudden infant death syndrome（00156） ●乳児突然死症候群リスク状態	Risk for sudden infant death ●乳児突然死リスク状態
	類5：防御機能	Risk for allergy response（00217） ●アレルギー反応リスク状態	Risk for allergy reaction ●アレルギー反応リスク状態（日本語訳は変更なし）
		Latex allergy response（00041） ●ラテックスアレルギー反応	Latex allergy reaction ●ラテックスアレルギー反応（日本語訳は変更なし）
		Risk for latex allergy response（00042） ●ラテックスアレルギー反応リスク状態	Risk for latex allergy reaction ●ラテックスアレルギー反応リスク状態（日本語訳は変更なし）

表 8 「NANDA-I看護診断 定義と分類2018-2020」で削除された看護診断名

領域	類	削除された看護診断名	理由
領域1：ヘルスプロモーション	類2：健康管理	ノンコンプライアンス	この分野の最近の研究の大部分が焦点を当てている概念は、コンプライアンスではなくアドヒアランスであり、最近の研究との整合性に欠ける
領域2：栄養	類5：水化	体液量平衡促進準備状態	エビデンスが不十分
領域3：排泄と交換	類1：泌尿器系機能	排尿促進準備状態	エビデンスが不十分
領域4：活動／休息	類4：心血管／肺反応	心血管機能障害リスク状態	他の心血管系診断と十分に区別できていない
		非効果的消化管組織循環リスク状態	看護実践によって独自に治療できるとは認められない
		非効果的腎臓組織循環リスク状態	看護実践によって独自に治療できるとは認められない
領域11：安全／防御	類6：体温調節	体温平衡異常リスク状態	非効果的体温調節機能リスク状態へと変更
領域13：成長発達	類1：成長	成長不均衡リスク状態	改訂作業がなかったため

NANDAインターナショナル／上鶴重美．（2017/2018）．NANDA-I看護診断 定義と分類2018-2020原書第11版．医学書院，pp.10, 21-22. より許可を得て転載

4 看護過程の再点検

日勤の日、ゆう子は久しぶりに主任さんと会いました。

ゆう子　おはようございます。

主任　おはよう！ 看護診断の勉強はどう？ はかどっている？

ゆう子　まあまあってところですかね……。領域のアセスメントのところ、13領域全部見たんですよ……。どういうことをアセスメントするのかってところを……。

主任　すごいじゃないの……、よくがんばっているじゃない。

ゆう子　で、理解するためには理論を知らないといけないなんて書いてあったんです。

主任　そうそう。私たちナースは医学的な知識は結構得意だけど、心理社会面は不得意だよね。だって看護学校時代に勉強する機会がなかったんだから、そりゃあ、当然よね。だけど、私たちナースって、患者様の心理社会的な側面を理解する必要があるし、アセスメントして、何か問題があれば援助を提供する役割があるわけじゃない。だから、心理社会的なことを勉強する必要があるってわけよね。

ゆう子　あ、はい。ごもっとも。で、主任さんは理論を勉強されているんですか？

主任　それはまだよね……。私だってまったくといっていいほど、そんなこと勉強してこなかったからね……。だから今、勉強会で少しずつやっているわけよ。

ゆう子　ああ、そうですか……。私もあの解説書を読んでいるだけだと追いつかないってことかなあ。

主任　でも、その解説書で基本を身につけて、それからでも遅くはないよね。基本はしっかり叩き込んでおかないとね。

ゆう子　ですよねえ……。基本もわかんないんじゃ、理論どころではない……、ですよね。

主任　そのうちに理論は一緒に勉強しましょうよ。ちょっと先の話になるけどね。

ゆう子　ありがとうございます。

　ゆう子は"一緒に勉強しよう"と誘ってくれたことに満足感を得ました。"私なんか誘ってもらって！"と得意気でした。

　ですが、主任さんの言われたように"基本を十分に勉強すること"に戒められて、"その後も解説書を最後まで読もう！"と固く決

意したのでした。

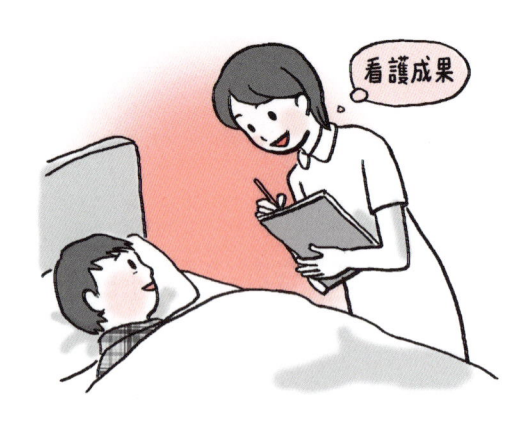

看護成果

NANDA-I看護診断を用いる看護過程

ここまでの解説で、看護診断と看護過程の相違、NANDA-I看護診断の構成要素や種類のこと、分類法Ⅱの多軸構造のこと、そして分類法Ⅱの領域と類の理解とアセスメントの視点について見てきた。

再度、NANDA-I看護診断を用いる場合の看護過程の図を確認しておこう（ 図3 ）。

この図をもとに再度説明しておく。患者が入院してきたら、13領域の枠組みを用いて13の窓から情報を得る。得られた情報に基づいて、13領域のアセスメントを行う。

次に、13領域のアセスメント結果を統合して、全体像を描くのである。もちろん日時は設定する。そのうえで看護師は、全体像を読みながら、この患者にどのような"健康問題に対する反応"、つまり看護診断に対して援助する必要があるのかを考えていくのである。

看護診断は先に説明したように、問題焦点型、ヘルスプロモーション型、そしてシンドロームの場合は、看護診断名および定義を理解すること、診断指標および関連因子をアセスメントしたうえで選定することが必要とされる。

リスク型看護診断については、看護診断名および定義を理解すること、危険因子をアセスメントしたうえで選定することが必要とされる。

しかしながら、看護診断名を考えてそれで終わりではない。

看護診断というのは、私たち看護師が援助を提供しなければならない患者の"健康問題に対する反応"の部分を表している。これだ

図3 NANDA-I看護診断を用いる看護過程

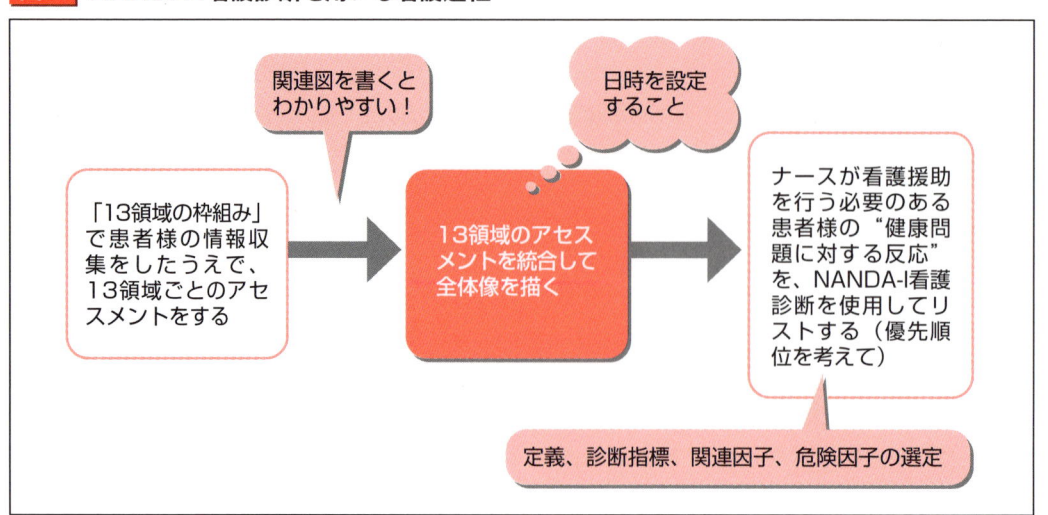

関連図を書くとわかりやすい！

日時を設定すること

「13領域の枠組み」で患者様の情報収集をしたうえで、13領域ごとのアセスメントをする → 13領域のアセスメントを統合して全体像を描く → ナースが看護援助を行う必要のある患者様の"健康問題に対する反応"を、NANDA-I看護診断を使用してリストする（優先順位を考えて）

定義、診断指標、関連因子、危険因子の選定

図4 ケアプランの3大構成要素

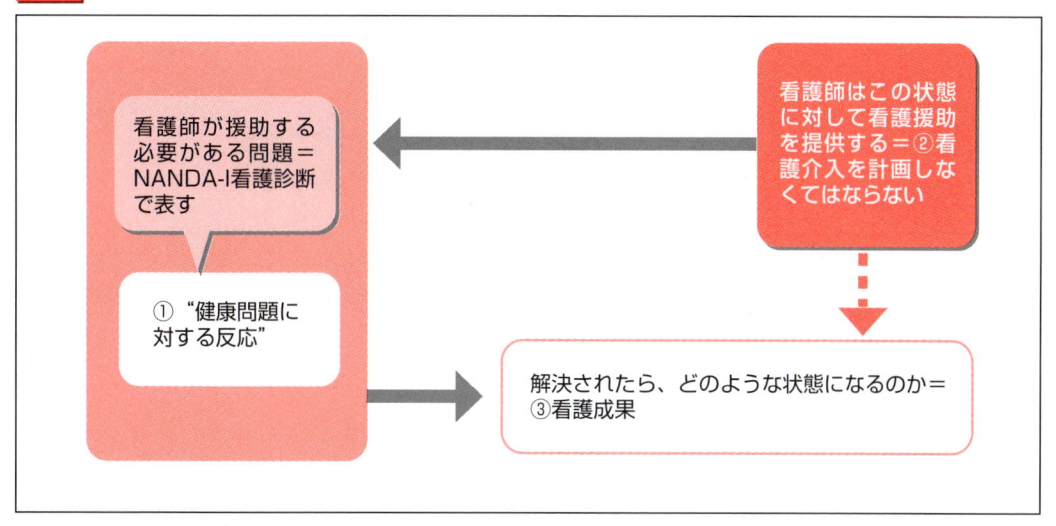

けを考えるのではなく、私たち看護師はどのような援助を患者に提供するのか、つまり、看護介入を考えなくてはならない。

さらに、看護介入を行った結果、どのようなよい変化、つまり"健康問題に対する反応"が解決された状態が、患者に観察されてくるのだろうか、という看護成果を、あらかじめ考えておかなければならない。そうでなければ、何をめざして看護介入をするのかが

あいまいとなる。

まとめると、①"健康問題に対する反応"、②看護介入、③看護成果の3つをケアプランの3大構成要素として、あらかじめ計画しなければならないのである。これを 図4 に示した。

ゆう子は目からウロコが落ちるような気がしました。

この 図3 、 図4 は2つともよくわかるなあ。こういう関係にあったのね……。

はじめの 図3 は、看護過程の流れで、13領域の枠組みをアセスメントに使うということでしょ。今うちの病院は、ヘンダーソンを枠組みに使っているけど、ここにあの13領域を使うってことね……。で、全体像をつくって、そこから看護診断を考えていくということか。

そして、 図4 は、看護診断だけを考えるのでは不十分。では、私たちナースがその看護診断に対して何を援助するか、これがここで言う看護介入ということね。

ナースが看護介入したら、看護診断であげた問題がどうなるかというのが看護成果ね。でも、この看護成果って、なんで"成果"なんだろう？ うちの病院では"行動目標"と言っているところね。"目標"と"成果"、なんか全然違っているけど……。これはわけがわからない。せっかくいい線いっていたのになあ。

ここは、やはり主任さんに聞かないと……、いきづまった。でも、このこと以外は、なんか頭の中がはっきりしたような気がするなあ。

5 看護介入と看護成果

ゆう子は13領域の枠組みを用いた看護過程の流れ、そして看護診断と看護介入の関係、そして看護成果の関係までは図解（p.58〜59の 図3 、 図4 ）もあったせいで理解できたようです。

しかしながら、看護成果という言葉に混乱し、思考がストップしてしまいました。そこで次の勤務のときに、主任さんに相談することとにしました。

ゆう子 またも混乱です……。いいですか……？

主任 どこまで進んだの？　どこで混乱したの？

ゆう子 あの、看護成果ってご存知ですか？

主任 まあ、そこまで進んだの？　すごいわねえ。じゃあ、NOC（ノック）の本も買ったの？

ゆう子 え？ NOCの本って何のことですか？

主任 NOCというのは"Nursing Outcomes Classification"の頭文字で、ノックって言っているのよ。日本語の訳語だと「看護成果分類」となっているわ。その本はアメリカのアイオワ大学看護学部の看護分類・臨床的有用性センターが、結構以前から開発をはじめて、確か、今は2018年3月に邦訳された本が一番新しいらしいわよ。その本のタイトルが「看護成果分類」なのよ。

ゆう子 ああ、そんなことは知りませんでした。でも、その看護成果分類というのと、看護成果の"成果"って、どういう意味なのかが知りたいんで……。今聞いていた話だと、英語じゃ、アウトカム（outcome）となっているんですか？

主任 成果の意味ね……。そうよね、わかりにくいよね。英語のアウトカム（outcome）というのは、"結果"という意味合いがあるのよ。私たちナースが患者様の"健康問題に対する反応"に対して看護援助を行った結果、「○○○○という状態」になったということだと思うわ。けれども、その「○○○○という状態」というのは、私たちナースの看護援助の成果だっていうことを強調して、この結果（アウトカム）を成果というように訳しているのね。つまり、私たちナースの看護援助のおかげでこうなったということを強調しているんだね。図にするとこうなるんじゃないのかな（ 図5 ）。

図 5 看護診断と介入、成果の構造

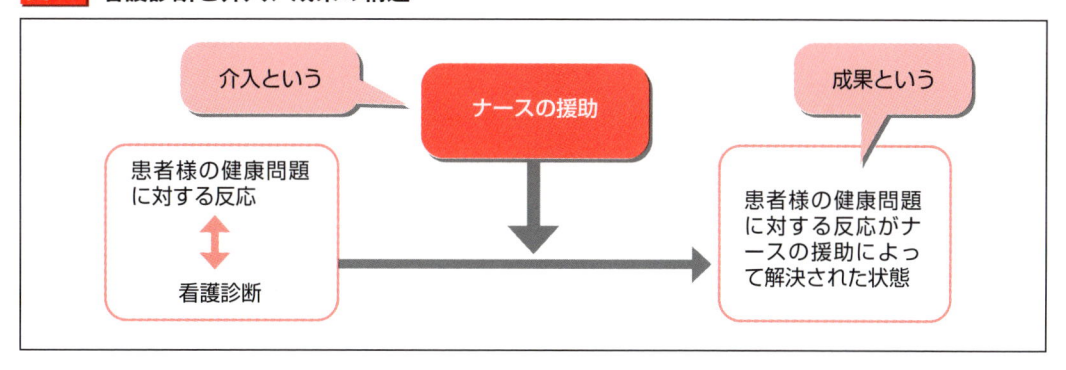

主任は、自分自身にも納得させるかのように、 **図 5** を書いてゆう子に示しました。

主任 成果というのは、私たちナースが患者様を援助するときに、その成果を患者様に対して導きましょうという目安になるもの……。

ゆう子 目安……。

主任 いや、目標にもなるもの……、考え方によってはね。もちろん、患者様にとってもそれをめざすわけだから、目標にもなるわね。でも、この成果はここまで援助すれば終わりという終着点はないという考え方……。つまり、いつまでというような終着点は決まっていない。その患者様の特定の"健康問題に対する反応＝看護診断"がまだ継続していれば、ずっとナースは援助し続けるわけだからね。さっき言った、このNOC……、ゆう子？ 聞いている？

ゆう子 ああ、ちょっとついていけなくなりましたよ……。ちょっと待ってください。ということは、成果は目標でもあるってことですか……、それでいいんですね。

主任 むしろ、目標という終着駅を決めて考えるのではなく、プロセス的に考えていったほうが建設的！ だから成果と考えたほうがいいわね。

ゆう子 では、うちの病棟の行動目標と書いてあるのも、成果にしたほうがいいってことですか。

主任 そのうちに、うちの病院も電子カルテにするようだから、そうなったら、NOCを使ったほうがいいと思う……。そうね……。早めに行動目標という考え方はやめて、NOCを使ってみてもいいかもね……。でも、これは看護師長さんと相談しないとね。

ゆう子 はあ……。それで主任さんがさっきおっしゃっていたNOCという話。

主任 NOCって何のことだか、ゆう子はわかっているの？

ゆう子 ああ、その……。ちょっと聞き逃して……。

主任 ゆう子が勉強中の解説書には載ってないの？

ゆう子 確か、ありました……。まだそこまでいっていないだけです。

主任 では、解説書をきちんと読んで勉強してからNOCの話をしましょう。

ということで、どうやらゆう子が主任さんに聞こうと思っていたことは解決したようです。

看護介入と看護成果の分類法とは

①"健康問題に対する反応"、②看護介入、③看護成果の3つの関係は理解できたことだろう。

今まで解説してきたNANDA-I看護診断は、①に使用する看護診断分類法である。

②の看護介入についても分類法が開発されている。さらに、③の看護成果についても分類法が開発されている。

看護介入分類法（NIC）と看護成果分類法（NOC）は、アイオワ大学看護学部の看護分類・臨床的有用性センターが開発してきた経緯がある。現在、邦訳されているのは、いずれも原著は2018年に出版されたものである。邦訳文献は次の通りである。

〈看護介入についての分類法の邦訳版〉

Butcher, H.K., Bulechek, G.M., Dochterman, J.M., & Wagner, C.M./黒田裕子, 聖隷浜松病院看護部. (2018/2018). 看護介入分類（NIC）原書第7版. エルゼビア・ジャパン.

〈看護成果についての分類法の邦訳版〉

Moorhead, S., Swanson, E., Johnson, M., & Maas, M.L., /黒田裕子, 聖隷浜松病院看護部. (2018/2018). 看護成果分類（NOC）成果測定のための指標・測定尺度原著第6版. エルゼビア・ジャパン.

ここでは、NICとNOCについて解説していく。

ゆう子はこの説明を読んで、はじめて看護診断と同じように、看護介入や看護成果にも、分類法があるということを知りました。しかし、この段階ではNICやNOCの内容については、まったく理解していませんでした。

> そうか……。看護診断だけじゃなくて、あの 図5 （p.61）の看護介入や看護成果についても、NANDA-I看護診断と同じように、分類整理された用語があるんだなあ……。
> どんなものなんだろうか……。やはり、それぞれ邦訳書を買って読まなくてはいけないのかなあ。でも何か高そう。主任さんも持っているのかな……。大事なものだったら、病棟で買ってくれてもいいのにな……。
> ま、ともかく、解説を読んでみないと中身がわからないよ。

NICを学ぼう

●NICってなに？

NIC（ニック）とは、"Nursing Interventions Classification（看護介入分類）"の頭文字の「N」と「I」と「C」を合わせて、NICと略したものである。ここでもNICとして使用していく。

NICは、看護師が患者に実施する看護援助の内容を膨大に収めた看護実践の用語分類で

ある。この看護援助は、NICの定義によれば「看護治療」と定められている。「看護治療」と呼んでいるのは、自律した専門職であるナースが行う看護実践であることを強調するためだと考えられる。

NICに含まれている看護介入には、直接ケア介入と間接ケア介入の両方が含まれている。

直接ケア介入とは、患者を目前にして清拭や輸液管理など、直接手を使って行う介入、カウンセリングなどの心理的な介入、家族療法などの社会的介入などがある。これがNICの9割を占めている。

一方、間接ケア介入とは、申し送りや検体管理など、患者を目前にしないケアである。もちろんこの間接ケア介入も、患者のために実施するケアであることには変わりはない。

さらにNICには、ナース主導型治療と医師主導型治療、ナースや医師以外の主導するケアも含まれている。

ナース主導型治療とは、ナースが看護診断に基づいて率先して実施できる治療である。これには、体位変換や排便管理などが含まれる。

医師主導型治療とは、医師が医学診断に基づいてナースに指示を出し、これに基づいてナースが実施する治療である。いわゆる医療の補助的な治療については、すべてがこれに該当する。

ゆう子はここまでの解説を読み、息をのみました。

病棟会の予算で、病棟用としてNIC（ニック）の本を買ってもらったんでちょっと見てみたけど、そうとう分厚い本なんだ。この本の中には、ここに書いてあるように私たちナースが日々行っている看護援助がいっぱい詰まっているってことか……。

確かに患者様には、私たちナースの判断でベッドバスをしたり足浴をしたりしているし、医師の指示を受けて投薬や注射をしたりもしている……。それをナース主導とか、医師主導とかって言うんだ。

で、申し送りなんかは、確かに患者様に直接かかわることではないし、これが間接ケア介入って言うのね。毎日やっていることのほとんどは直接ケア介入ね。ふむふむ……。でも、それがこんなに分厚い本になっているって、どういうことかな……。

あ、次の項を見たら分類のことが書いてある……。何かわかるかもしれない。

●NICを分類している構造

NIC原著第7版には、565介入が含まれている。初版から第7版までの間に260介入近くが加わった。この565介入の1つ1つには明確な定義が成されていることに加えて、複数の具体的な行動が含まれている。そのために膨大な量となっている。

この565介入は、7つの領域と類に分類整理されている（p.66～67の 図6 、 図7 ）。各領域は、 表9 （p.64）の通り定義されている。

領域Ⅰと領域Ⅱは、NICの内容の半分を占めている身体的な側面のケアであり、膨大な数が収められている。

領域Ⅰに含まれている多くのケアは、ナース主導型治療であり、ナースが独自の判断に

表9 NICの7つの領域とその定義

領域	領域Ⅰ 生理学的：基礎	領域Ⅱ 生理学的：複雑	領域Ⅲ 行動的	領域Ⅳ 安全性	領域Ⅴ 家族	領域Ⅵ ヘルスシステム	領域Ⅶ 地域社会
定義	身体機能を支援するケア	恒常性の調節を支援するケア	心理社会的機能を支援し、ライフスタイルの変容を促進するケア	有害なものに対する保護を支援するケア	家族を支援するケア	ヘルスケア供給システムの効果的な使用を支援するケア	地域社会の健康を支援するケア

Butcher, H.K., Bulechek, G.M., Dochterman, J.M., & Wagner, C.M./黒田裕子, 聖隷浜松病院看護部. (2018/2018). 看護介入分類（NIC）原書第7版. エルゼビア・ジャパン, pp.44-45. より許可を得て抜粋して転載

基づいて実施できるケアが含まれている。

これに対して、**領域Ⅱ**は医師主導型治療であり、医師の指示に基づいてナースが実施するケアが含まれている。

一方、**領域Ⅲ**は心理的、社会的なケアが含まれている。この中には日々のナースの実践経験を積み上げるだけではなく、一定程度の訓練が必要なケアも含まれている。

領域Ⅳは安全をめざしたケアである。

領域Ⅴは家族へのケアである。

領域Ⅵは上述した間接ケアである。

領Ⅶは地域社会に対するケアである。

565介入は、これら7つの領域と類のどこかに配置されている。

さて、先ほども説明したように、介入は明確な定義が成されていることに加えて、複数の具体的な行動が含まれている。この1つの例を **表10** に示した。

ゆう子はここまでの解説から、分厚いNICの本がなぜこんなに分厚いのかやっと理解できたようでした。

そうか、565もの介入というのが、この本にはあるんだ……。で、その1つ1つの介入には、行動という具体的なナースの行動がリストされているんだね……。（NICの本をめくりながら）……なるほど、いっぱいリストされているなあ。これは本を見ながらでないと……、とてもじゃないけど覚えきれないよね。……実際に患者様へしている看護援助があるし、これをお手本にしてもいいんだなあ。

この分類って、看護診断と同じ領域と類という分け方だから、わかりやすい。また看護診断のように13領域もなく、7つの領域だけだから、こっちのほうがわかりやすい。でも、実際に使ってみないと、NICのありがたさが見えないんだよね……。

ゆう子は今までまったく知らなかったNICを少しかじることで、何となく理解できたようでしたが、本をながめているだけでは自分のものにならないと実感したようでもあります。

表10 看護介入分類 "ボディメカニクスの促進" の定義と行動

定　義	：疲労・筋骨格の歪み・損傷を予防するために、日常生活における姿勢や動きの活用を促進すること

行　動

- □ 患者の正しい姿勢の学習と取り組みを確認する
- □ ボディメカニクス推進計画を開発する際に、理学療法士と協働する［適応がある場合］
- □ ボディメカニクスと運動に対する患者の理解を確認する（例：活動／演習を行うときに、正しいテクニックの実践を繰り返す）
- □ 背骨の構造と機能、身体を動かし使用するための最適な姿勢について、患者を指導する
- □ 疲労、歪み、損傷を防ぐための正しい姿勢の必要性について、患者を指導する
- □ どのような身体活動を実践中でも、損傷予防のための姿勢とボディメカニクスを用いるための方法について、患者を指導する
- □ 自分の筋骨格系の異常、姿勢と筋肉組織の潜在的な影響について、患者の認識を確認する
- □ しっかりしたマットレス／椅子や枕の使用を指導する［適切であれば］
- □ 腹臥位での睡眠を避けるよう指導する
- □ 適切な睡眠体位をとれるよう援助する
- □ 長時間同じ姿勢で座らないよう援助する
- □ 立位時に、片方の足から他方の足に体重を移動させる方法を実演する
- □ 起立姿勢から歩行を始めるとき、まず足を動かしてから身体を動かすよう患者を指導する
- □ 安全な患者の移動方法と運動補助を、ボディメカニクスの原理と併用する
- □ 適切な運動姿勢を明らかにできるよう、患者／家族を援助する
- □ 運動の開始前や、普段は行わない作業をする前に、準備運動を選択できるよう患者を援助する
- □ 背中の可動性を促すための屈曲訓練を行えるよう患者を援助する［適応がある場合］
- □ 各運動の繰り返しの頻度と回数について、患者／家族を指導する
- □ 患者の姿勢／ボディメカニクスの向上を観察する
- □ 筋肉や関節の疼痛の原因になる可能性がある体位に関する情報を提供する

Butcher, H.K., Bulechek, G.M., Dochterman, J.M., & Wagner, C.M./黒田裕子, 聖隷浜松病院看護部. (2018/2018). 看護介入分類（NIC）原書第7版. エルゼビア・ジャパン, p.620. より許可を得て転載

NOC を学ぼう

●NOCってなに？

　NOCとは、"Nursing Outcomes Classification（看護成果分類）" の頭文字の「N」と「O」と「C」を合わせて、NOCと略したものである。ここでもNOCとして使用していく。

　NOCは、ナースが患者に実施した看護援助の成果内容を膨大に収めた看護成果の用語分類である。

　NOCは患者に観察される成果である。この成果という意味は、ナースの看護が患者に行われた結果を、成果として捉えるということを示している。

　「NOC」第6版*には540の成果が含まれて

図6 NICとNOCの構造

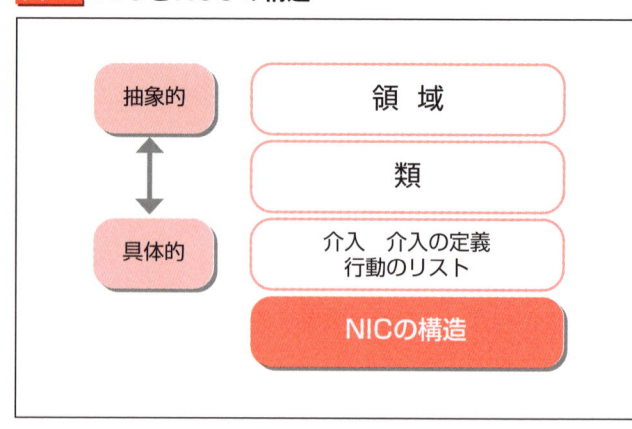

図7 NICの7領域と領域Ⅰ 生理学的：基礎の6つの類、類A. 活動と運動の管理に含まれている10介入

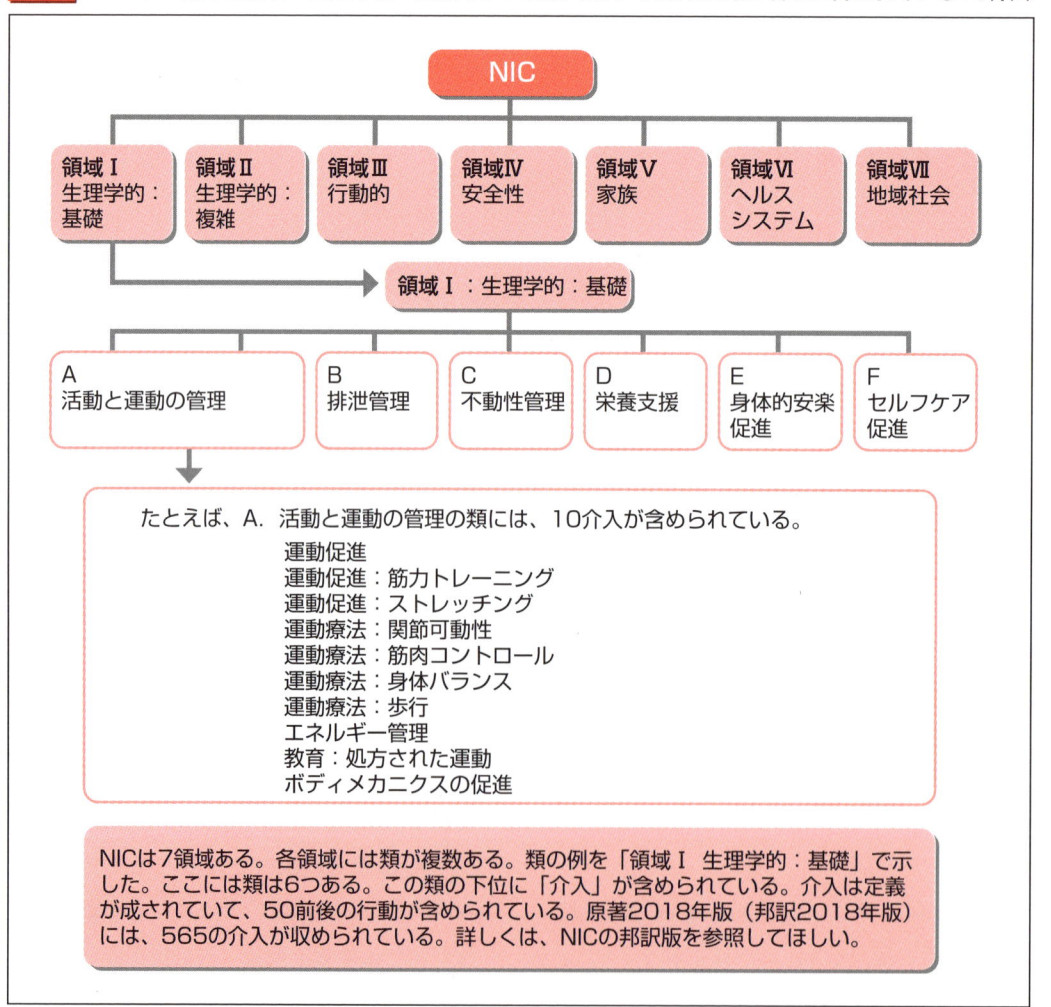

Butcher, H.K., Bulechek, G.M., Dochterman, J.M., & Wagner, C.M./黒田裕子, 聖隷浜松病院看護部. (2018/2018). 看護介入分類（NIC）原書第7版. エルゼビア・ジャパン, pp.44-46. より許可を得て図式化し転載

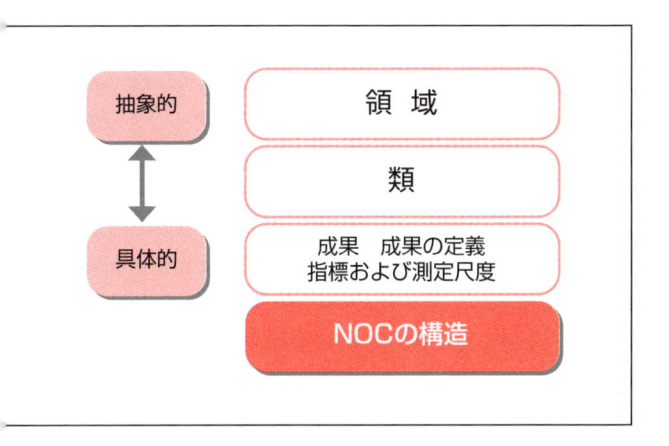

図 8 NOCの7領域と領域Ⅰ 機能的健康の4つの類、類A．エネルギー維持に含まれている8成果

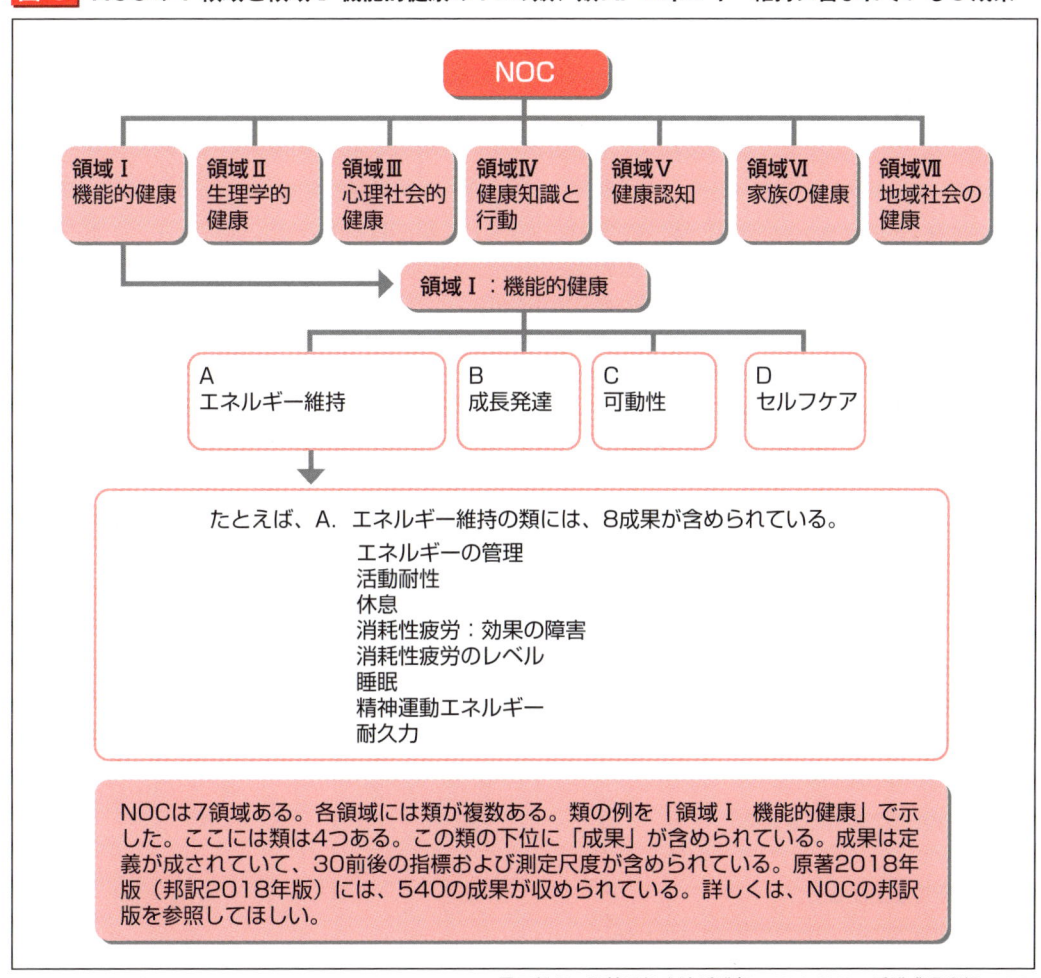

NOCは7領域ある。各領域には類が複数ある。類の例を「領域Ⅰ 機能的健康」で示した。ここには類は4つある。この類の下位に「成果」が含められている。成果は定義が成されていて、30前後の指標および測定尺度が含められている。原著2018年版（邦訳2018年版）には、540の成果が収められている。詳しくは、NOCの邦訳版を参照してほしい。

Moorhead, S., Swanson, E., Johnson, M., & Maas, M.L./黒田裕子, 聖隷浜松病院看護部. (2018/2018). 看護成果分類(NOC) 成果測定のための指標・測定尺度 原著第6版. エルゼビア・ジャパン, pp.86-88. より許可を得て図式化し転載

いる。そして成果の1つ1つには明確な定義が成されていることに加えて、複数の具体的な指標が含まれている。

＊Moorhead, S., Swanson, E., Johnson, M., & Maas, M.L./黒田裕子, 聖隷浜松病院看護部.（2018/2018）.看護成果分類（NOC）成果測定のための指標・測定尺度原著第6版.エルゼビア・ジャパン.

各指標はすべて5段階の測定尺度で評価されるように構成されている。つまり、5段階で数量的に評価がなされるということである。

この測定尺度は、「NOC」第6版には13種類が使用されている。成果ごとに13種類が使い分けられている。すべての測定尺度で、もっとも悪いのは「1」であり、もっともよいのは「5」と設定されている。たとえば、「激しい障害：1」、「かなり障害：2」、「中程度に障害：3」、「軽度に障害：4」、「障害なし：5」という測定尺度がある。あるいは、「まったく表明しない：1」、「まれに表明：2」、「ときどき表明：3」、「しばしば表明：4」、「一貫して表明：5」という測定尺度がある。前者の測定尺度が使用されている成果"体位変換：自力"を見てみよう（ 表11 ）。

この成果は、患者が体位をどの程度まで自力でできるようになっているのかを見ようとしている。臥位から座位になることが自力でできなければできないほど「激しい障害：1」となり、できるほど「障害なし：5」に近づいていく。

それでは、先ほどの測定尺度の後者が使用されている成果"コーピング"を見てみよう（ 表12 ）。この成果は、患者がストレス要因に対処するための行動がどの程度まで行えているのかを見ようとしている。患者自身が、自らの効果的な対処パターンがわかっているような行動がよく見られるほど「一貫して表明：5」に近づき、このような行動が見られないほど「まったく表明しない：1」に近づくことになる。

また、患者自身がストレスが減ったという

表11 看護成果分類"体位変換：自力"の定義と指標、測定尺度

定義：補助具の使用の有無にかかわらず体位を変換する動作					
	もっとも悪い ⟷ もっともよい				
指標	激しい障害	かなり障害	中程度に障害	軽度に障害	障害なし
臥位から座位に体位を変える	1	2	3	4	5
座位から臥位に体位を変える	1	2	3	4	5
座位から立ち上がる	1	2	3	4	5
			3	4	

行動を示せば示すほど「一貫して表明：5」に近づき、逆にストレスが減ったことの行動が見られないほど「まったく表明しない：1」に近づくことになる。

同様に、過度にストレスのかかる状況を避けようとしているほど「一貫して表明：5」に近づき、逆に過度にストレスのかかる状況を避けようとする行動が見られないほど「まったく表明しない：1」に近づくことになる。

以上のように、測定尺度は各成果で明確に定められているので、私たちナースはそれをそのまま使用して成果を評価することになる。

ゆう子は、今までまったく知らなかったNOCでしたが、このわかりやすい解説でわかったような気がしてきました。しかし、一方で"測定尺度"とか、"5段階"とか、聞き慣れない言葉に戸惑ってもいました。

なんで測定、つまり「測る」のかってことがいまいちよくわからない……。こんなときは、やっぱり主任さんに聞いてみるしかないな。あ、今日は夜勤だから落ち着いたら聞いてみよう……、それっきゃないね。

ゆう子は夜勤の勤務に入りました。病棟に行くと、ばたばたしていて、NOCどころではない事態に疲労困憊し、しばらくはNOCのことも忘れていました。

ゆう子が「そういや……」と、NOCのことを主任さんに相談して教えてもらわなくて

は、この先へは進めないと覚悟を決めたのは、しばらくぶりに日勤の勤務に就いてからでした。その日の日勤が終わったあと、1か月に1度の病棟会がありました。その病棟会が終わったあと、思い切って主任さんに話を切り出すことができました。

表12 看護成果分類"コーピング"の定義と指標、測定尺度

定義：個人の能力に負荷を与えるストレス要因に対処する個人の行動					
	もっとも悪い ←			→ もっともよい	
指標	まったく表明しない	まれに表明	ときどき表明	しばしば表明	一貫して表明
効果的な対処パターンを明らかにする	1	2	3	4	5
非効果的な対処パターンを明らかにする	1	2	3	4	5
コントロール感について言葉で表現する	1	2	3	4	5
		2	3	4	

Moorhead, S., Swanson, E., Johnson, M., & Maas, M.L./黒田裕子, 聖隷浜松病院看護部. (2018/2018). 看護成果分類（NOC）成果測定のための指標・測定尺度原著第6版. エルゼビア・ジャパン, p.261. より許可を得て抜粋して転載

ゆう子　あのう、主任さん。お疲れのところ本当に申し訳ありませんが、また教え
　　　　ていただきたいことが……。

主任　　え……。今日は疲れているって言いたいところだけど、いいわよ、今度はなに？

ゆう子　やっとNICを制覇し、NOCに行き着いたんですが、そのう測定……、測定尺度とやら
　　　　でつまずいて……、先へ行けなくなったんですよ。

主任　　まあ、よくがんばっているじゃないの。ああ、5段階の測定尺度のことね。

ゆう子　……ああ、よくご存じで……。

主任　　あれは慣れていないと、難しいのよね。当然よ。だって病棟で5段階なんて使ったこ
　　　　ともないしね……、私たちはじめてだよね。

ゆう子　その通りで……。じゃあ、わからなくて当然ってことで。

主任　　いやいや、わからなくていいってことじゃなくて、わかるように説明するわよ。あな
　　　　たは質問紙って見たことある？　たとえば不安尺度とか。

ゆう子　去年の研究担当で使いました。不安のアンケートですよね。

主任　　あのアンケートって、どうなっていたかしら？

ゆう子　そういや5段階で、たとえば「疲れている」という項目に、「大変そう思う：5」から
　　　　「まったくそう思わない：1」の中から選んで回答してもらうようになってました。

主任　　そうだったわよね。NOCの5段階の測定尺度もそれと同じことよ。患者様の状態
　　　　を、指標ごとに5段階で評価していくってこと。

ゆう子　でも、なんで5段階、つまり「1」から「5」で評価しなくてはいけないんでしょう
　　　　か？

主任　　そこでつまずいていたの？　そうね、5段階でも7段階でも3段階でもいいのよね。要
　　　　は、客観的に数で変化を追っていくことが大切なのよ。だって、いつも患者様の看護
　　　　計画で私たちも評価しているでしょ。でも、いつも何か主観的で「積極性が見られる
　　　　ようになってきた」とか、「笑顔を見ることが多くなってきた」とか、ナースたちが
　　　　口々で言い合っているばかりで、それを客観的に評価していないわよね。

ゆう子　ということは？

主任　　NOCの指標で「1」は一番悪いことを示すじゃない、その「1」が、たとえば「2」
　　　　とか「3」になったら、どういうことを意味するのかな？

ゆう子　「1」よりは「2」のほうがいいし、「2」よりは「3」のほうがいいし……。

主任　　だよね。つまり、変化が客観的に数で表せて、追っていけるじゃない。

ゆう子　なるほど、患者様の変化を客観的に数で追うってこと。

主任　　その理解でいいと思うよ。で、分類構造まで行ったの？

ゆう子　……ちょっと待ってください。やっと測定尺度がわかったんで、ようやく次へ進めま
　　　　すよ。

主任　　がんばってね。期待してるよ。

　　ゆう子は主任さんに相談し、納得がいきま
した。「やっぱ、あの主任さんはすごい。近
くにいてくれて幸せだ」と笑顔で帰途に着く
ことができました。そして次はNOCの分類
構造の制覇です。

●NOCを分類している構造

先ほども説明したように、NOC原著第6版には540の成果が含まれている。この540成果の1つ1つには明確な定義が成されていることに加えて、複数の具体的な指標が、5段階測定尺度とともに含まれている。NICほど数は多くはないが、膨大な量となっていることには違いはない。

この540成果は、NICと同じように7つの領域と類に分類整理されている。これを 図8 （p.67）に示した。各領域は 表13 の通り定義されている。

領域Ⅰと領域Ⅱは、NOCの内容の半分を占めている身体面へのケアの成果である。とりわけ領域Ⅰに含まれている多くの成果は、ナースが独自の判断に基づいて実施するケアの成果が含まれている。

これに対して、領域Ⅱは医師の指示に基づいてナースが実施するケアの成果が含まれている。

一方、領域Ⅲは心理的、社会的なケアに対する成果が含まれている。

領域Ⅳと領域Ⅴは、健康への態度や理解、行動の変容をめざしたケアの成果である。

領域Ⅵは家族へのケアの成果である。

領域Ⅶは地域社会に対するケアの成果である。

540成果は、これら7つの領域と類のどこかに配置されている。

さて、先ほども説明したように、成果は明確な定義が成されていることに加えて、複数の具体的な指標と5段階測定尺度が含まれている。この1つの例を 表14 （p.72）に示した。

ゆう子はここまでの解説から主任さんに教わった5段階測定尺度のことも含めてやっと理解できたようでした。

表13 NOCの7つの領域とその定義

	領域Ⅰ 機能的健康	領域Ⅱ 生理学的健康	領域Ⅲ 心理社会的健康	領域Ⅳ 健康知識と行動	領域Ⅴ 健康認知	領域Ⅵ 家族の健康	領域Ⅶ 地域社会の健康
領域							
定義	基本的な生活課題の能力や達成を説明する成果	器官の機能を説明する成果	心理的、社会的機能を説明する成果	健康と病気についての態度、理解、行動を説明する成果	個人の健康とヘルスケアの印象を説明する成果	全体としての家族の、もしくは家族成員としての個人の健康状態、健康行動、もしくは機能を説明する成果	地域社会、もしくは母集団の健康、安寧状態、そして機能を説明する成果

Moorhead, S., Swanson, E., Johnson, M., & Maas, M.L./黒田裕子, 聖隷浜松病院看護部. (2018/2018). 看護成果分類（NOC）成果測定のための指標・測定尺度原著第6版. エルゼビア・ジャパン, pp.86-87. より許可を得て転載

表14 看護成果分類"耐久力"の定義と指標、測定尺度

定義：活動を持続する能力					
成果の目標評点：_____を維持　_____まで上げる					
	激しい障害	かなり障害	中程度に障害	軽度に障害	障害なし
総合評価	1	2	3	4	5
指標					
■日課の遂行	1	2	3	4	5
■身体的活動	1	2	3	4	5
■集中力	1	2	3	4	5
■筋持久力	1	2	3	4	5
■性欲	1	2	3	4	5
■休息後のエネルギーの回復	1	2	3	4	5
■活動に伴う血中酸素濃度	1	2	3	4	5
■ヘモグロビン値	1	2	3	4	5
■ヘマトクリット値	1	2	3	4	5
■血糖値	1	2	3	4	5
■血清電解質	1	2	3	4	5
	激しい	かなり	中程度	軽度	なし
■消耗	1	2	3	4	5
■嗜眠	1	2	3	4	5
■疲労	1	2	3	4	5

Moorhead, S., Swanson, E., Johnson, M., & Maas, M.L./黒田裕子, 聖隷浜松病院看護部. (2018/2018). 看護成果分類（NOC）成果測定のための指標・測定尺度原著第6版. エルゼビア・ジャパン, p.453. より許可を得て転載

第 **2** 部

看護診断の
臨床実践への
活用のしかた

NANDA-NIC-NOCを
事例に使ってみよう！

主任さんが長期休暇をとられていたので、ゆう子はいつも頼りにしていた主任さんへの質問ができなくなってしまいました。しかし解説書の次のところを見ると、事例の解説となっていました。

そこには、"NANDA-NIC-NOCを事例に使ってみよう！"というタイトルがあったので、ゆう子は「これだったら私にも何とかついて行けるかも……」と、主任さんへの質問事項は「ひとまずおあずけ」として解説書に向かうことにしました。

簡単な事例で看護診断を考えてみよう！

今まで解説してきたNANDA-I（看護診断分類）-NIC（看護介入分類）-NOC（看護成果分類）を事例に使ってみることで、具体的なイメージをもつことができるだろう。

ここで使用する事例は、28歳、男性、慢性腎不全のM氏である。このM氏の事例を熟読し、p.24から解説したように、まずは13領域のアセスメントに自ら取り組んでみよう。

読者がこの事例のアセスメントに取り組む

ために、13領域のアセスメント記録用紙（ 表1 、p.79〜85）とケアプラン用紙（ 表2 、p.86〜87）を準備したので使ってみよう。

アセスメントする際の注意点を以下に示しておく。この注意点に留意しながらアセスメントに取りかかってみよう。

注意点

①各13領域のアセスメントを行うために、各領域の関連情報をM氏の事例のデータベースから抽出して、用紙に書き込む。関連情報を探し出す作業には、p.26〜36で解説した各領域のアセスメントの視点を参照してほしい。

②設定している時点、つまり○月○日の時点に引き寄せながら、アセスメントを行っていく。p.3で解説した「アセスメントとは」をよく読み、解釈・判断・推論をしていく。まずは、アセスメントまでを行ってみよう。

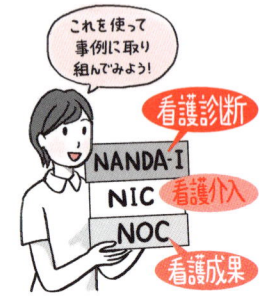

<プロフィール>

　M氏、年齢は28歳、男性。慢性腎不全と診断されている。

　身長は175cmで、体重は62kg（現在）。

　薬学部大学院卒業後、母校の研究室で実験助手をしていたが、27歳のときに教授の勧めで製薬会社の研究所に勤務する。

　独身で、父親は58歳で公務員、母親は54歳で主婦の3人暮らしである。

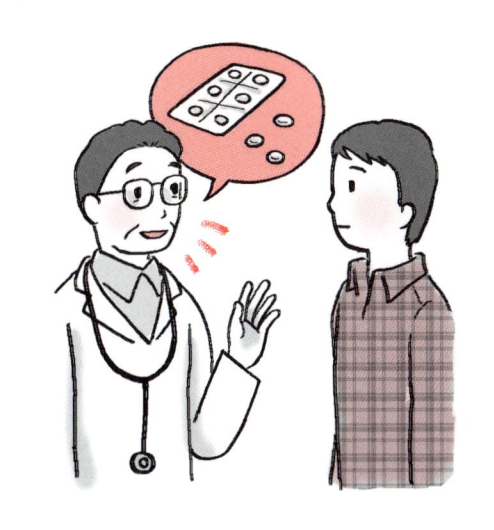

<病気の経過>

　幼少時より病弱で、扁桃腺炎で発熱することが何度かあった。

　18歳（大学1年）のときには、扁桃腺炎をこじらせて何日も発熱が続き、強い悪心、倦怠感のため食事をとれず、近医に入院した。

　大学受験で無理な生活を続けたせいかと考えていたが、検査の結果、慢性糸球体腎炎と診断された。

　蛋白尿以外は特に症状がなかったため、「定期的に尿検査、腎機能検査を受けるように」と言われただけで、特に治療はしなかった。

　医師からは「長い経過の病気なので、気長に大事につき合うこと」と説明され、激しいスポーツは禁じられた。

　退院後は、風邪をひかないように気をつけ、また睡眠不足にならないように、できるだけ無理をせず規則的に暮らすように心がけた。

■21歳のとき…

　21歳の定期受診時には血圧上昇を指摘され、治療目的で入院することとなった。

　疲労感などの自覚症状はなかったが、血圧180mmHg/110mmHg程度の高血圧が続き、腎炎による若年性高血圧症として降圧薬の内服を開始した。

　また、減塩食7gについては、母親とともに栄養士から指導を受けた。

　卒業後の進路を考える時期だったが、定期受診を続けなければならず、また1人で食事療法を続ける自信がもてず、母親も就職には強く反対したため大学院に進学した。

■24歳のとき…

　24歳のとき、GFR（糸球体濾過値）100mL/分、RPF（腎血漿流量）500mL/分と低下し、精密検査のため入院する。腎RI、腎生検などの結果、腎機能の低下が進行しており、免疫療法などの治療を行ったが、特に著しい効果は見られなかった。

　食事療法は、蛋白質50g、総エネルギー1900kcal、食塩5gとなった。

■就職について…

　就職の件について医師に相談したが、「できるだけ座ってできる仕事で残業のない仕事を探すように」と言われた。そのまま大学に残り、パートタイムで日中だけの手伝いとして研究室の実験助手として勤めることになった。

■27歳のとき…

　27歳のとき、教授の勧めで製薬会社の研究所に勤務する。研究所長が大学の先輩で、

病気のことを了解したうえで採用された。

仕事の内容は、主に実験に必要な物品の請求と管理だったので、大学で実験をしているときより身体は楽になった。

7月ごろより、悪心が出現、食欲低下し、疲れやすくなった。血液検査では血清クレアチニン4.0mg/dL、BUN48mg/dLと上昇し、医師からは慢性腎不全状態と告げられた。

医師は、両親とM氏に対して、病気のこと、透析のこと、生活のことなどを説明し、尿毒症症状が出現しないうちに人工血液透析をすることで、仕事を続けることが可能であることを話した。

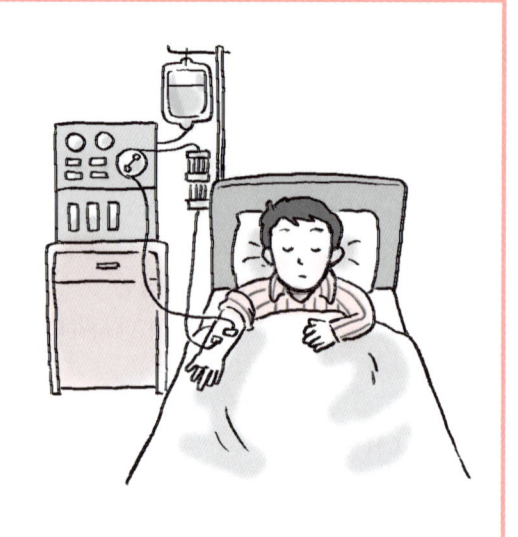

M氏は医師や両親と何度か話し合った結果、人工血液透析を受けることを決意した。

食事は、蛋白質30g、総エネルギー2200kcal、食塩3gの慢性腎不全食に変更となり、M氏自身が栄養士に食事のチェックをしてもらい、実際に調理指導を受けた。

栄養士の評価は、「母親管理のもとでの食事はだいたい守られているが、M氏が調理できるようになるには再三の指導が必要」とのことだった。月に2回の血液検査を受けていたが、来院時には透析室を見学していくこともあった。

■28歳のとき…

28歳の春、血清クレアチニン8.0mg/dLとなり、内シャント造設術を施行。その後4回に分けて人工血液透析導入患者を対象とした集団教育を受けた。その間、母親は腎移植を強く希望し、組織結合検査をしたが、HLA抗体が一致せず断念した。

同年8月、血清クレアチニン13.8mg/dLに上昇、ヘマトクリット値18%に低下し、食事がとれなくなり、人工血液透析を開始した。

食事は、蛋白質60g、総エネルギー2000kcal、食塩3g、水分800mL、カリウム制限となった。

<病気の受けとめ>

M氏と面談して病気の受けとめに関して聞いているので、多少詳しく以下にあげる。

はじめて腎炎と診断されたときには、こんなに大変な病気とは思わなかったんです。症状もなかったから、ぴんとこなかった。もともと病気がちだったから外で遊ぶことも少なくて、スポーツはまったく苦手なんです。

夜は早く寝るほうだったし、いつ体調を崩すかわかんないから、勉強はこつこつやる癖ができていたんですよ。でも大学に入ったころは、夜のつき合いが悪いとか、優等生とかに見られるのがいやで、結構つくろっていたこともあったなあ。

血圧の薬を飲むようになったときなんかも、なんか年寄りの病気みたいで、いやだなと思ったけど、朝1回飲むだけだから、友だちに知られることもないしね。学生だから病院に行くのも困らなかった。

ただ、実験が増えてからは担当の教授には相談して、特に卒業研究のときには、ずいぶん考慮してもらって……。そのうえ就職まで世話してもらって本当に感謝しているんです。

あと、2人の友人にも病気のことは話して、

ずいぶん助けられた。実は僕「落研（落語研究会）」なんです。友人に誘われて何となく入ったんだけど、気がついたらその時間が気分的に、もっとも楽なんでね。

やっぱり、いろいろあったからね。

食事療法をはじめたときには、つらくて、つらくて、何でこんな我慢しなきゃいけないんだと、イライラしておふくろに当たったりもしたんだけど。

そうすると、おふくろは「こんな病気の子に生んだのは私のせいだ」って泣くんだから、家中泥沼に沈んじゃう。おふくろは必死で減塩食つくって、自分も塩断ちして。だから病気のことは考えないようにするしかないなんて、だんだんあきらめて。

先のこと考え出すと真っ暗だし。こっそりラーメンの汁飲んだり、薬飲まなかったり、ささやかな反抗してみたけど、すぐむくんだりするから、どうしようもない。

大学に残ったから環境はあんまり変わらなかったし、親のすねかじりしている奴も結構いたから、あんまりみじめにならなかったんだけど。でも、就職先を紹介されたときには、ずいぶん迷いましたね。

自分の人生考えないようにしていたし、身体には全然自信がなかったから。そのとき、おやじが「親はいつまでも元気でいると思うな」と言って、その一言はこたえましたよ。甘えていたんだなと思い知らされて。

職場は、まだ入ったばかりだから緊張の日々ですよ。でも、安い給料だけど一応社会人になったんだと少し肩身の狭い思いは薄らいできたし、所長が事情を知っているから、時間的にも考えてくれているので、がんばれるかなあと思う。職場の人にも話さないわけにいかなくて、伝えてあるみたいだけど……。

腎不全で透析と言われたときは、くるべきときがきたとショックでしたが、そんな思いをしていたあとだったので、案外早く気持ちが決まったんです。

透析中の患者さんから、その体験談を聞く機会もあって、「むしろ透析することで体調がよくなり、元気で仕事ができる。うまくやれば嫁さんももらえるよ、将来に希望をもたなきゃ」って、話してくれたんです。

そんなわけで、一応覚悟はできているんだけど、やっぱり透析やってみたら身体が慣れないせいか、気分が悪くて、頭はズキズキするし、めまいはするし、大丈夫かなあ。それに機械につながれているという感覚がいやだなあ。自分が機械人間になったみたいで、機械なしじゃ生きてられないなんて情けないですね。

障害者手帳も1級になって、障害者って言葉、なんか感じ悪いイメージですよね。本物の機械人間なら、おなかをバカっと開けて活きのいい腎臓と取り替えられるのに。おふくろが移植するって騒いだときに、人のモノもらってまで生きるなんてといやな気分だったけど、複雑ですよ。これからが大変なんだなあというのが実感です。

＜ Ｍ氏の日常生活 ＞

●平日

7時	：起床
7時30分	：朝食（減塩パン、ジャム類、ジュースなど）
8時30分	：出勤（自家用車で20分）
9時〜17時	：勤務は、ほとんどがデスクワーク。部下の事務員が1人

透析：約4時間。16時〜20時。透析が開始されたあとは、週2回15時で早退。近い

うちにフレックスタイム制度導入予定

　仕事は週休2日制であるが、M氏は隔週で土曜日勤務。昼食は弁当持参(母親が調理)。
　食事療法に慣れたら食品交換し、外食に切り替えていく予定である。

18時30分〜19時：夕食(最近は油料理が増えている。減塩には慣れているが、エネルギーを摂取するのに甘い味付けやおやつが多く、やや苦手である)
　　　　　　　　＊透析日は病院で食べる。
20時〜23時　　：入浴ほか(入浴はぬるめの湯を好む、テレビを見たり落語を聞く、ときどき仕事を自宅でする)
23時〜23時30分：就寝

●休日
・休日は読書、テレビを見て過ごすことが多い

・ときどき日帰りでドライブに出かけるが、いずれ宿泊旅行をしたいと考えている

＜その他＞
・喫煙はしない
・アルコールはビール1杯程度
・職場のつき合いで飲みに出かけることも多いが、最近カラオケに行くのが楽しみになっている
・排便は規則的に毎日ある

＜医師の治療方針＞
・食事療法とともに薬物療法で血液透析を合併症なく継続し、社会生活を維持する
・将来的に腎移植も検討する
・現在内服中の薬物(いずれも商品名)
　マーロックス　10mL×3
　ラシックス　40mL×1
　アルドメット　500mg×2
　ザイロリック　100mg×2
　アルミゲル　1.0g×3
　ミノマイシン　200mg×2
　フェロ・グラデュメット　1錠

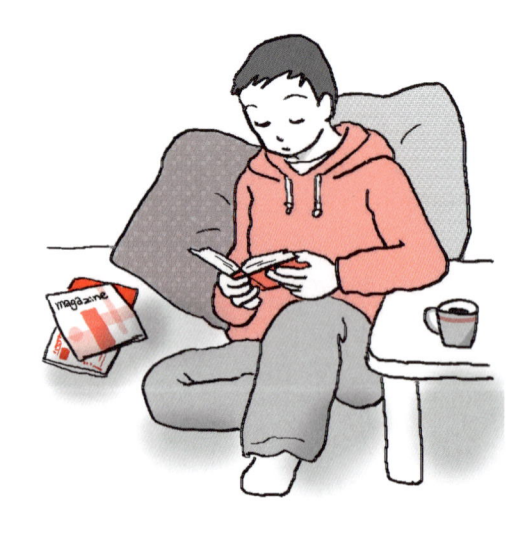

表 1 13領域による関連データの抽出とそれらのアセスメント記録用紙

アセスメント項目 （13領域）	M氏の事例の情報（p.75〜78）から関連する情報を抜粋する⇒ アセスメントをする（解釈・判断・推論）
1. ヘルス 　　プロモーション 　①健康自覚 　②健康管理	健康自覚に関連する情報 健康管理に関連する情報
＜アセスメントのまとめ＞	
2. 栄養 　①摂取 　②消化 　③吸収 　④代謝 　⑤水化	栄養状態に関連する情報 消化・吸収・代謝に関連する情報 水化に関連する情報
＜アセスメントのまとめ＞	
3. 排泄と交換 　①泌尿器系機能 　②消化器系機能 　③外皮系機能 　④呼吸機能	泌尿器系の機能を表す関連情報：排尿に関連する情報

	消化器系の機能を表す関連情報：排便に関連する情報
	外皮系の機能を表す関連情報：皮膚に関連する情報
	呼吸機能を表す関連情報：呼吸状態とりわけ炭酸ガス排出に関連する情報
＜アセスメントのまとめ＞	
4. 活動／休息 ①睡眠／休息 ②活動／運動 ③エネルギー平衡 ④心血管／肺反応 ⑤セルフケア	睡眠／休息に関連する情報
	活動／運動に関連する情報
	循環の働き（循環機能）に関連する情報
	活動と休息のバランスに関する情報
	呼吸の働き（呼吸機能）に関連する情報
	セルフケアに関連する情報
＜アセスメントのまとめ＞	

5. 知覚／認知 　**①注意** 　**②見当識** 　**③感覚／知覚** 　**④認知** 　**⑤コミュニケーション**	注意に関連する情報 見当識に関連する情報 感覚／知覚に関連する情報 認知に関連する情報 コミュニケーションに関連する情報
＜アセスメントのまとめ＞	
6. 自己知覚 　**①自己概念** 　**②自尊感情** 　**③ボディイメージ**	自己概念に関連する情報 自尊感情に関連する情報 ボディイメージに関連する情報

<アセスメントのまとめ>	
7. 役割関係 ①**介護役割** ②**家族関係** ③**役割遂行**	介護役割に関連する情報 家族関係に関連する情報 役割遂行に関連する情報
<アセスメントのまとめ>	
8. セクシュアリティ ①**性同一性** ②**性的機能** ③**生殖**	性同一性・性的機能・生殖に関連する情報
<アセスメントのまとめ>	
9. コーピング／ ストレス耐性 ①**トラウマ後 反応**	トラウマ後反応に関連する情報

②コーピング反応 ③神経行動ストレス	コーピング反応に関連する情報 神経行動ストレスに関連する情報
<アセスメントのまとめ>	
10. 生活原理 ①価値観 ②信念 ③価値観／信念／ 　行動の一致	価値観・信念およびそれらの行動の一致に関連する情報
<アセスメントのまとめ>	
11. 安全／防御 ①感染 ②身体損傷 ③暴力 ④環境危険 ⑤防御機能 ⑥体温調節	感染および防御機能に関連する情報 環境危険に関連する情報 体温調節に関連する情報

＜アセスメントのまとめ＞	
12. 安楽 ①**身体的安楽** ②**環境的安楽** ③**社会的安楽**	身体的安楽に関連する情報 環境的安楽に関連する情報 社会的安楽に関連する情報
＜アセスメントのまとめ＞	
13. 成長発達 ①**成長** ②**発達**	成長に関連する情報 発達に関連する情報
＜アセスメントのまとめ＞	

全体像を描写する前に、13領域の関連図をつくる(　月　日の時点とする)

全体像の描写(　月　日の時点とする)

表 2 ケアプラン用紙

日時	#	NANDA-I看護診断	日時	NOCより看護成果
		看護診断名： 定　義： 診断指標（危険因子） □ □ □ □ □ □ □ □ □ 関連因子 □ □ □ □ ハイリスク群 □ □ □ 関連する状態 □ □ □		看護成果： 定　義： 成果指標 □

	日時	NIC より看護介入
		看護介入：
		定　義：

測定尺度					行　動
					☐
1	2	3	4	5	☐
1	2	3	4	5	☐
1	2	3	4	5	☐
1	2	3	4	5	☐
1	2	3	4	5	☐
1	2	3	4	5	☐
1	2	3	4	5	☐
1	2	3	4	5	☐
1	2	3	4	5	☐
1	2	3	4	5	☐
1	2	3	4	5	☐
1	2	3	4	5	☐
1	2	3	4	5	☐
1	2	3	4	5	☐
1	2	3	4	5	☐
1	2	3	4	5	☐
1	2	3	4	5	☐
1	2	3	4	5	☐
1	2	3	4	5	☐
1	2	3	4	5	☐
1	2	3	4	5	☐
1	2	3	4	5	☐

2 ヘルスプロモーションの アセスメント

ゆう子はこの解説書に書かれている通り、自分でアセスメントに取り組んでみることにしました。

> アセスメントの欄に、その領域および類に関連する情報を集めて書いていき、それをアセスメントすればいいのか。
>
> えーと、では、ヘルスプロモーションの欄からだなあ……。ヘルスプロモーションのところは、p.26の解説のところを見ると"患者が自分の健康状態をどのように受けとめているのか、患者が自分の健康状態を良好なものとするために、どのように健康を管理しようとしているのか"というのをアセスメントするって書いてある。
>
> M様の事例を見てみよう。
>
> M様、28歳、男性で、慢性腎不全って診断されているわけね。今までの病気の経過が書いてあるわ……。ちょっと読んでみよう……。

幼少時より病弱で、扁桃腺炎で発熱することが何度かあった。

18歳（大学1年）のときには、扁桃腺炎を

こじらせて何日も発熱が続き、強い悪心、倦怠感のため食事をとれず、近医に入院した。

大学受験で無理な生活を続けたせいかと考えていたが、検査の結果、慢性糸球体腎炎と診断された。

蛋白尿以外は特に症状がなかったため、「定期的に尿検査、腎機能検査を受けるように」と言われただけで、特に治療はしなかった。

医師からは「長い経過の病気なので、気長に大事につき合うこと」と説明され、激しいスポーツは禁じられた。

退院後は、風邪をひかないように気をつけ、また、睡眠不足にならないように、できるだけ無理をせず規則的に暮らすように心がけた。

> そうなのか……。これを読むと、小さいときからM様は病弱だったということね。それで扁桃腺で発熱することもあった。そして、18歳のときには入院したんだ。検査で慢性糸球体腎炎と診断を受けたのね……。そのあとは無理をしない生活をしていたってことね。で、そのあとは……。

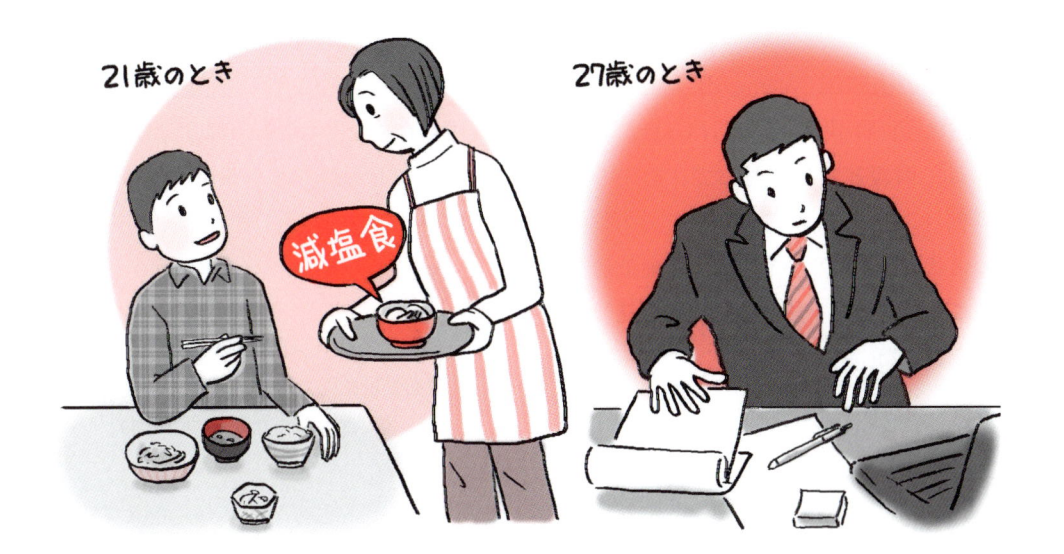

■21歳のとき…

21歳の定期受診時には血圧上昇を指摘され、治療目的で入院することとなった。

疲労感などの自覚症状はなかったが、血圧180mmHg/110mmHg程度の高血圧が続き、腎炎による若年性高血圧症として降圧薬の内服を開始した。

また、減塩食7gについては、母親とともに栄養士から指導を受けた。

卒業後の進路を考える時期だったが、定期受診を続けなければならず、また1人で食事療法を続ける自信がもてず、母親も就職には強く反対したため大学院に進学した。

無理をせず、規則的な生活をしていたのに、21歳で高血圧に……。そうか、腎炎による若年性高血圧症か。それで降圧薬を内服しはじめたのね。就職するのが大変だったから大学院へ進学したのか……。

■24歳のとき…

24歳のとき、GFR（糸球体濾過値）100mL/分、RPF（腎血漿流量）500mL/分と低下し、精密検査のため入院する。腎RI、腎生検などの結果、腎機能の低下が進行しており、免疫療法などの治療を行ったが、特に著しい効果は見られなかった。

食事療法は、蛋白質50g、総エネルギー1900kcal、食塩5gとなった。

24歳のときには検査値が悪化したのか……。で、精密検査のために入院。免疫療法をしたのか。食事療法も厳しい内容となったってことか……。

■27歳のとき…

27歳のとき、教授の勧めで製薬会社の研究所に勤務する。研究所長が大学の先輩で、病気のことを了解したうえで採用された。

仕事の内容は、主に実験に必要な物品の請求と管理だったので、大学で実験をしているときより身体は楽になった。

7月ごろより、悪心が出現、食欲低下し、疲れやすくなった。血液検査では血清クレア

チニン4.0mg/dL、BUN48mg/dLと上昇し、医師からは慢性腎不全状態と告げられた。

医師は、両親とM氏に対して、病気のこと、透析のこと、生活のことなどを説明し、尿毒症症状が出現しないうちに人工血液透析をすることで、仕事を続けることが可能であることを話した。

> 27歳で製薬会社に就職したのか。病気のことの理解が得られたうえでの就職ということね。でも、7月には体調をまた崩してしまったのか……。慢性腎不全状態となってしまって人工血液透析を勧められたのか。

M氏は医師や両親と何度か話し合った結果、人工血液透析を受けることを決意した。

食事は、蛋白質30g、総エネルギー2200kcal、食塩3gの慢性腎不全食に変更となり、M氏自身が栄養士に食事のチェックをしてもらい、実際に調理指導を受けた。

栄養士の評価は、「母親管理のもとでの食事はだいたい守られているが、M氏が調理できるようになるには再三の指導が必要」とのことだった。月に2回の血液検査を受けていたが、来院時には透析室を見学していくこともあった。

> 人工血液透析を受けることを親とも相談して決意したのか。

■28歳のとき……

28歳の春、血清クレアチニン8.0mg/dLとなり、内シャント造設術を施行。その後4回

に分けて人工血液透析導入患者を対象とした集団教育を受けた。その間、母親は腎移植を強く希望し、組織結合検査をしたが、HLA抗体が一致せず断念した。

> 内シャントをつくり……、集団教育を受けたんだ……。母親が希望した腎移植はできなかったということね。

同年8月、血清クレアチニン13.8mg/dLに上昇、ヘマトクリット値18%に低下し、食事がとれなくなり、人工血液透析を開始した。

食事は、蛋白質60g、総エネルギー2000kcal、食塩3g、水分800mL、カリウム制限となった。

> 28歳の8月に検査値が悪化して、食事もとれなくなって、人工血液透析を開始したのか……。
>
> ここまでを読んでみると、M様は医師の指示にしたがいながら、親とも相談しながら、今まで治療を受けてきたことがわかるわ……。大学院への進学や就職先にしたって、M様は自分の身体のことを考えて選んできたようだわ……。
>
> M様にとってみれば検査値が悪化したり、体調不良が強くあったわけだから、今回、人工血液透析を受けるよりほかの道は、腎移植もだめだったから、なかったようだわ……。
>
> ここまでで、M様の今までの病気の経過が見えてきた……。それで、ヘルスプロモーションの領域のアセスメントをしなくてはいけないのだから、M様が今、ご自分の健康状態をどう受けとめていら

っしゃるのかについての情報を見てみないといけないなあ。そんな情報があるかな……。

ゆう子は事例のデータベースから、ヘルスプロモーションの領域に関連する情報を探しはじめました。

この事例のデータベースは量的にも少ないし、とりあえず、ヘルスプロモーションの領域はかなりの情報がないと考えられないんで、全部を見よう。

<病気の受けとめ>

はじめて腎炎と診断されたときには、こんなに大変な病気とは思わなかったんです。症状もなかったから、ぴんとこなかった。もともと病気がちだったから外で遊ぶことも少なくて、スポーツはまったく苦手なんです。

夜は早く寝るほうだったし、いつ体調を崩すかわかんないから、勉強はこつこつやる癖ができていたんですよ。でも大学に入ったこ

ろは、夜のつき合いが悪いとか、優等生とかに見られるのがいやで、結構つくろっていたこともあったなあ。

血圧の薬を飲むようになったときなんかも、なんか年寄りの病気みたいで、いやだなと思ったけど、朝1回飲むだけだから、友だちに知られることもないしね。学生だから病院に行くのも困らなかった。

ただ、実験が増えてからは担当の教授には相談して、特に卒業研究のときには、ずいぶん考慮してもらって……。そのうえ就職まで世話してもらって本当に感謝しているんです。

あと、2人の友人にも病気のことは話して、ずいぶん助けられた。実は僕「落研（落語研究会）」なんです。友人に誘われて何となく入ったんだけど、気がついたらその時間が気分的に、もっとも楽なんでね。

やっぱり、いろいろあったからね。

ゆう子はここまで読んできて、とりあえず関連しそうな情報にアンダーラインを引くことにしました。

ああ、もういやになっちゃうなあ……、ヘルスプロモーションっていう領域は、ほんと難しいや……。どれが関係するんだろう……。

<病気の受けとめ>のところで、"はじめて腎炎と診断されたときには、こんなに大変な病気とは思わなかったんです。症状もなかったから、ぴんとこなかった"ってところは、

①はじめてM様が腎炎だと言われたときは、自覚症状がなくて、大変な病気だと受けとめていなかった。

ということね。
"いつ体調を崩すかわかんないから"ということは、

②M様は自分の体調が崩れやすいと思っている。

　ということね。
　"実験が増えてからは担当の教授には相談して、特に卒業研究のときには、ずいぶん考慮してもらって"というところと、"あと、2人の友人にも病気のことは話して、ずいぶん助けられた"とある。
　ここのところの、病気のことを相談したり、話していたりするということは、M様が自分の健康状態、つまり病気のコントロールをするために、自分だけの力ではどうしても無理なことについて、教授に相談したり、友人に病気のことを話したりしていたということね……。
　これは、ヘルスプロモーションに関係しているのかな……。でも、実験だって身体にきついし、指導者に相談して、身体にきつくない程度にしてもらわないと、M様は病気をコントロールすることができないわけだから、やはり、ここに該当すると思う……。
　でも、友人への相談は、直接M様の病気のコントロールというわけではないかも。
　ここについては、実験のときに、教授に相談して考慮してもらったってところだけにしよう。

③M様は実験のときには、教授に相談して病気に悪い影響を及ぼさないように考慮してもらっていた。

　これでいいわ……。ようやくここまではできた。
　じゃあ、次の情報をと……。

　ゆう子は、もはや無心で取り組んでいるようです。まるで何かに取りつかれたようにがんばっています。そうしているうちに、ゆう子のアセスメントの力が育っていくはずです。

　食事療法をはじめたときには、つらくて、つらくて、何でこんな我慢しなきゃいけないんだと、イライラしておふくろに当たったりもしたんだけど。
　そうすると、おふくろは「こんな病気の子に生んだのは私のせいだ」って泣くんだから、家中泥沼に沈んじゃう。おふくろは必死で減塩食つくって、自分も塩断ちして。だから病気のことは考えないようにするしかないなんて、だんだんあきらめて。

　先のこと考え出すと真っ暗だし。こっそりラーメンの汁飲んだり、薬飲まなかったり、ささやかな反抗してみたけど、すぐむくんだりするから、どうしようもない。
　大学に残ったから環境はあんまり変わらなかったし、親のすねかじりしている奴も結構いたから、あんまりみじめにならなかったんだけど。でも、就職先を紹介されたときには、ずいぶん迷いましたね。
　自分の人生考えないようにしていたし、身体には全然自信がなかったから。そのとき、おやじが「親はいつまでも元気でいると思うな」と言って、その一言はこたえましたよ。甘えていたんだなと思い知らされて。
　職場は、まだ入ったばかりだから緊張の日々ですよ。でも、安い給料だけど一応社会

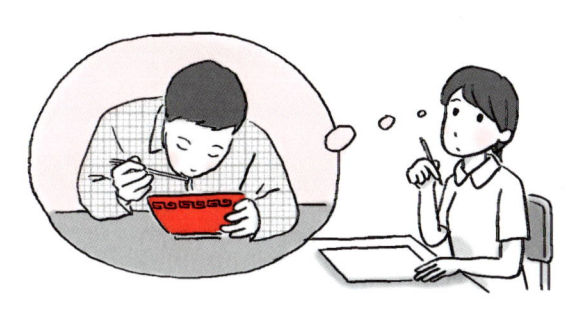

人になったんだと少し肩身の狭い思いは薄らいできたし、所長が事情を知っているから、時間的にも考えてくれているので、がんばれるかなあと思う。職場の人にも話さないわけにいかなくて、伝えてあるみたいだけど……。

"食事療法をはじめたときには、つらくて、つらくて、何でこんな我慢しなきゃいけないんだと、イライラして"とあるな……。でもこれは「食事療法がつらい」ということだから、ヘルスプロモーションではない。

"先のこと考え出すと真っ暗だし。こっそりラーメンの汁飲んだり、薬飲まなかったり、ささやかな反抗してみたけど、すぐむくんだりするから、どうしようもない"というところは……。この"先のこと考え出すと真っ暗だ"というのは、さっきの「食事療法がつらい」というのと似ているな。M様のストレスや不安に関連しているような気がする。だから、ここの領域ではないな。

"ささやかな反抗してみたけど、すぐむくんだりするから、どうしようもない"というのは、病気を管理することに関係しているから、ここの領域だ。

ラーメンの汁を飲んだりして、M様が自分の病気を管理する行動をとらなかったようなときには"すぐむくむ"とあるから、

④M様は病気に悪いようなことをしたら、すぐに身体が反応してしまう。

ということね。でもこれだけだと、ヘルスプロモーションの領域に対しては物足りない気がする。だから、

⑤M様が病気を管理する行動をとらないと、症状が悪化するために、病気を管理する行動をとらざるを得ない。

ということではないのかな……。

"自分の人生考えないようにしていたし、身体には全然自信がなかったから"というところは、"身体に自信がない？"……、これは、ここではないな。

"所長が事情を知っているから、時間的にも考えてくれているので、がんばれるかなあと思う。職場の人にも話さないわけにいかなくて、伝えてあるみたいだけど……"というのは、さっきの実験のときに教授に相談していたというのと同じだな。

⑥M様は病気の管理とコントロールのために職場の上司に事情を話してある。

ということね。
もう……。めちゃくちゃ大変だなあ……。
ちょっと一休みしよう。
何でヘルスプロモーションって、こんなに情報が多くてわかりにくいんだろう……。

　何日かぶりにゆう子は再びヘルスプロモーションの続きに取り組みはじめました。
　まだ主任さんは長期休暇中で主任さんとも会うことができていません。

　ああ、主任さんに励ましてもらいたかったけど……。仕方がないな……。用紙に書いた内容（ 表 3 ）をちょっと見ておこう。ちょっと日が経ったから、忘れてしまったよな……、どれどれ。

表 3　ゆう子が用紙に書き込んだ内容（ヘルスプロモーションのアセスメント）①

①はじめてM様が腎炎だと言われたときは、自覚症状がなくて、大変な病気だと受けとめていなかった。
②M様は自分の体調が崩れやすいと思っている。
③M様は実験のときには、教授に相談して病気に悪い影響を及ぼさないように考慮してもらっていた。
④M様は病気に悪いようなことをしたら、すぐに身体が反応してしまう。
⑤M様が病気を管理する行動をとらないと、症状が悪化するために、病気を管理する行動をとらざるを得ない。
⑥M様は病気の管理とコントロールのために職場の上司に事情を話してある。

　そうか、なるほど。こうして書いておくと、やっぱり頭が整理できるなあ。ようやく思い出した……。じゃあ、今日はその続きの情報から見ればいいんだな。

　腎不全で透析と言われたときは、くるべきときがきたとショックでしたが、そんな思いをしていたあとだったので、案外早く気持ちが決まったんです。
　透析中の患者さんから、その体験談を聞く機会もあって、「むしろ透析することで体調がよくなり、元気で仕事ができる。うまくやれば嫁さんももらえるよ、将来に希望をもたなきゃ」って、話してくれたんです。
　そんなわけで、一応覚悟はできているんだけど、やっぱり透析やってみたら身体が慣れないせいか、気分が悪くて、頭はズキズキするし、めまいはするし、大丈夫かなあ。それに機械につながれているという感覚がいやだなあ。自分が機械人間になったみたいで、機械なしじゃ生きてられないなんて情けないですね。

障害者手帳も１級になって、障害者って言葉、なんか感じ悪いイメージですよね。本物の機械人間なら、おなかをバカっと開けて活きのいい腎臓と取り替えられるのに。おふくろが移植するって騒いだときに、人のモノもらってまで生きるなんてといやな気分だったけど、複雑ですよ。これからが大変なんだなあというのが実感です。

この部分はＭ様の一番新しい「自分の健康状態の受けとめに関する情報」だから、重要だってことね……。

"腎不全で透析と言われたときは、くるべきときがきたとショックでしたが、そんな思いをしていたあとだったので、案外早く気持ちが決まったんです"という情報は、さっき見たようなストレスや不安に関係していそうだから、このヘルスプロモーションではないな。

次の情報、ほかの患者さんからの話はどうかな。"『むしろ透析することで体調がよくなり、元気で仕事ができる。うまくやれば嫁さんももらえるよ、将来に希望をもたなきゃ』って……"というのは、Ｍ様を励ましているような内容だよな……。ということは、このヘルスプロモーションではない。

では、次の情報のところ、"やっぱり透析やってみたら身体が慣れないせいか、気分が悪くて、頭はズキズキするし、めまいはするし、大丈夫かなあ。それに機械につながれているという感覚がいやだなあ。自分が機械人間になったみたいで、機械なしじゃ生きてられないなんて情けないですね"のところ。ここは重要だ。だってこれはＭ様の健康状態についての受けとめそのものだよね。

ということは、「Ｍ様は透析に身体が慣れていないために不快感をもっている」ということかな。でも、なんか違うよな……。不快感となると、確か、安楽の領域の身体的安楽になってしまうような気がする。

でも、Ｍ様は"機械なしじゃ生きてられない……"と思っているということは、「透析が自分の健康を管理するうえで必要であることをわかっている」ということになるね。ここは書いておこう。でも、「……わかっている」となると、「理解」ということになるから、確か、それは、知覚／認知の領域になるんだったわね。

ここのヘルスプロモーションというのは、健康自覚と健康管理っていう類だったから、

⑦Ｍ様は自分の病気を管理するために人工血液透析を受けることがわかっていて、その行動をとっている。

ということになるのかな……。これだったら、ヘルスプロモーションの領域のアセスメントになる。

でも、「その行動をとっている」と書いたけど、それって本当にＭ様は続けて透析を受けているのかしら？　ああ、次の情報に毎日の生活が書いてあるから、そこで確認すればいいかな。じゃあ、生活を見てみよう。

<M氏の日常生活>

●平日

7時	：起床
7時30分	：朝食（減塩パン、ジャム類、ジュースなど）
8時30分	：出勤（自家用車で20分）
9時～17時	：勤務は、ほとんどがデスクワーク。部下の事務員が1人

透析：約4時間。16時～20時。透析が開始されたあとは、週2回15時で早退。近いうちにフレックスタイム制度導入予定

仕事は週休2日制であるが、M氏は隔週で土曜日勤務。昼食は弁当持参（母親が調理）。

食事療法に慣れたら食品交換し、外食に切り替えていく予定である。

18時30分～19時	：夕食（最近は油料理が増えている。減塩には慣れているが、エネルギーを摂取するのに甘い味付けやおやつが多く、やや苦手である）
	＊透析日は病院で食べる
20時～23時	：入浴ほか（入浴はぬるめの湯を好む、テレビを見たり落語を聞く、

ときどき仕事を自宅でする）

| 23時～23時30分：就寝 |

●休日

・休日は読書、テレビを見て過ごすことが多い
・ときどき日帰りでドライブに出かけるが、いずれ宿泊旅行をしたいと考えている

<その他>

・喫煙はしない
・アルコールはビール1杯程度
・職場のつき合いで飲みに出かけることも多いが、最近カラオケに行くのが楽しみになっている
・排便は規則的に毎日ある

<医師の治療方針>

・食事療法とともに薬物療法で血液透析を合併症なく継続し、社会生活を維持する
・将来的に腎移植も検討する
・現在内服中の薬物（いずれも商品名）
　マーロックス 10mL×3
　ラシックス 40mL×1
　アルドメット 500mg×2
　ザイロリック 100mg×2
　アルミゲル 1.0g×3
　ミノマイシン 200mg×2
　フェロ・グラデュメット 1錠

　　ああ、ここに"透析：約4時間。16時～20時。透析が開始されたあとは、週2回15時で早退。近いうちにフレックスタイム制度導入予定"と書いてあるわ。
　　M様は、週に2回の透析を定期的に受けていることがわかった。そして、透析がある日は15時に仕事を終えて、16時から4時間の透析を受けているってことか。
　　それから"昼食は弁当持参（母親が調理）"とあるから、食事の管理は母親がしてくれている

ということ。でも、"食事療法に慣れたら食品交換し、外食に切り替えていく予定である"とあるから、M様自身も食事療法に慣れるように努力しているようだということがわかるな。

"18時30分〜19時：夕食（最近は油料理が増えている。減塩には慣れているが、エネルギーを摂取するのに甘い味付けやおやつが多く、やや苦手である）"とあるから、今のところ減塩には慣れてきたようだってことがわかる……。M様にとって療養法で重要なのは食事療法だから、これはM様の健康管理に関連している情報ということね。

そして、最後の情報に現在のM様の内服薬があるから、M様は現在、人工血液透析、食事療法、薬物療法をしているということになるね。これを見ると、

⑧M様は人工血液透析や薬物療法は自ら守れていて、食事療法については母親の助けを借りながら管理している。

ということがわかるわよね……。それで、

⑨M様自身も食事療法を管理しようと思っている。

ということもわかるね。

ここのヘルスプロモーションの関連情報をまとめてみよう（ 表 4 ）。

表 4 ゆう子が用紙に書き込んだ内容（ヘルスプロモーションのアセスメント）②

①はじめてM様が腎炎だと言われたときは、自覚症状がなくて、大変な病気だと受けとめていなかった。
②M様は自分の体調が崩れやすいと思っている。
③M様は実験のときには、教授に相談して病気に悪い影響を及ぼさないように考慮してもらっていた。
④M様は病気に悪いようなことをしたら、すぐに身体が反応してしまう。
⑤M様が病気を管理する行動をとらないと、症状が悪化するために、病気を管理する行動をとらざるを得ない。
⑥M様は病気の管理とコントロールのために職場の上司に事情を話してある。

（以下を追加する）
⑦M様は自分の病気を管理するために人工血液透析を受けることがわかっていて、その行動をとっている。
⑧M様は人工血液透析や薬物療法は自ら守れていて、食事療法については母親の助けを借りながら管理している。
⑨M様自身も食事療法を管理しようと思っている。

これら①から⑨を、ヘルスプロモーションの領域のアセスメントとしてまとめるということね。

確か解説には、設定した日時に引き寄せてまとめるって書いてあった。ということは、M様が病気を発症した当時のことを表している①②③というのは、この際いらないわね。
　そして、④と⑤は、M様が病気を管理しようとする行動をとらざるを得ない理由を指している内容だわ。だから、この際、⑦⑧⑨に含んでしまっていいね。だから今、療養法を守っているわけだもんな……。
　ということは、⑥⑦⑧⑨の内容をまとめればいいのかな……。まとめて書いてみよう（ 表5 ）。

ゆう子は、⑥⑦⑧⑨をまとめて、アセスメントを用紙に書いてみました（ 表5 ）。

表5 ヘルスプロモーションのアセスメントのまとめ

自分の病気をコントロール・管理するために、人工血液透析、食事療法、薬物療法の必要性が理解できたうえで、上司や母親のサポートを受けながら健康管理行動を順守している。

　私ってまんざらでもないわよね……。やっぱり情報を着実に見ていくといいんだ。1つ1つを着実にね。
　この調子であと12領域もがんばってみよう！

　ゆう子は、領域2：栄養、領域3：排泄と交換、領域4：活動／休息、領域5：知覚／認知については、現場でもアセスメントに慣れている領域だったので比較的楽にこなしました。
　ゆう子のアセスメントした内容を、 表6~9 に示しておきます。

表6 M様の栄養のアセスメント

関連情報	アセスメント
●食事は、蛋白質60g、総エネルギー2000kcal、食塩3g、水分800mL、カリウム制限となった ●朝食（減塩パン、ジャム類、ジュースなど） ●昼食は弁当持参（母親が調理） ●食事療法に慣れたら食品交換し、外食に切り替えていく予定である ●18時30分～19時：夕食（最近は油料理が増えている。減塩には慣れているが、エネルギーを摂取するのに甘い味付けやおやつが多く、やや苦手である） 　＊透析日は病院で食べる	食事療法にしたがって、母親のサポートを得ながら必要栄養素を摂取できている

表 7 M様の排泄と交換のアセスメント

関連情報	アセスメント
●8月、血清クレアチニン13.8mg/dLに上昇、ヘマトクリット値18%に低下し、食事がとれなくなり、人工血液透析を開始した ●食事は、蛋白質60g、総エネルギー2000kcal、食塩3g、水分800mL、カリウム制限となった ●透析：約4時間。16時〜20時。透析が開始されたあとは、週2回15時で早退 ●排便は規則的に毎日ある ●医師の治療方針 ・食事療法とともに薬物療法で血液透析を合併症なく継続 ・将来的に腎移植も検討する ●現在内服中の薬物（いずれも商品名）：マーロックス10mL×3、ラシックス40mL×1、アルドメット500mg×2、ザイロリック100mg×2、アルミゲル1.0g×3、ミノマイシン200mg×2、フェロ・グラデュメット1錠	慢性腎不全のため腎機能低下が激しく、現在は週2回の人工血液透析療法、食事療法、薬物療法によって腎からの老廃物の排泄を行っている。 排便はスムーズにあり、肺・気管からの排泄は正常である

表 8 M様の活動／休息のアセスメント

関連情報	アセスメント
●M様の日常生活 　平日： 　・7時に起床、7時30分に朝食 　・8時30分に出勤（自家用車で20分） 　・9時〜17時の勤務は、ほとんどがデスクワーク 　・18時30分〜19時に夕食 　・20時〜23時は、入浴のほか、テレビを見たり落語を聞く、ときどきは仕事を自宅でする 　・23時〜23時30分に就寝する ●透析：約4時間。16時〜20時。透析が開始されたあとは、週2回15時で早退。近いうちにフレックスタイム制度導入予定 ●仕事は週休2日制であるが、M様は隔週で土曜日勤務している ●休日は読書、テレビを見て過ごすことが多い。ときどき日帰りでドライブに出かけるが、いずれ宿泊旅行をしたいと考えている ●職場のつき合いで飲みに出かけることも多いが、最近カラオケに行くのが楽しみになっている	激しい運動を避けて規則正しい生活をしており、活動と休息のバランスもとれている

第
2
部
看護診断の臨床実践への活用のしかた

表 9 M様の知覚／認知のアセスメント

関連情報	アセスメント
●年齢は28歳、男性 ●薬学部大学院卒業後、母校の研究室で実験助手をしていたが、27歳のときに教授の勧めで製薬会社の研究所に勤務する ●仕事の内容は、主に実験に必要な物品の請求と管理 ●医師は、両親とM様に対して、病気のこと、透析のこと、生活のことなどを説明し、尿毒症症状が出現しないうちに人工血液透析をすることで、仕事を続けることが可能であることを話している ●M様は医師や両親と何度か話し合った結果、人工血液透析を受けることを決意した ●M様自身が栄養士に食事のチェックをしてもらい、実際に調理指導を受けた。栄養士の評価は、「母親管理のもとでの食事はだいたい守られているが、M様が調理できるようになるには再三の指導が必要」とのこと ●4回に分けて人工血液透析導入患者を対象とした集団教育を受けた ●いつ体調を崩すかわからないから、勉強はこつこつやる癖ができていた	注意力は正常、意識も清明で、意思疎通も正常にできる。物事に対する思考能力や判断力も高いと推測できる

3 自己知覚の アセスメント

ゆう子は領域6の自己知覚のアセスメントにとりかかろうとしたときに、壁にぶち当たってしまいました。解説を何度も読み直しながら、ゆう子の奮闘がはじまりました。

解説をもう1回見てみよう。どんなことを情報として取り上げてアセスメントするんだったのかな。

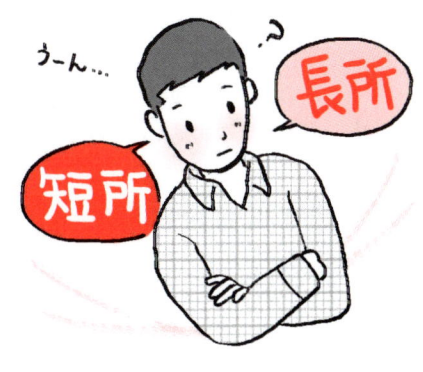

領域6 "自己知覚"の3つの類

自己概念は"自分自身をどのように捉えているのか"という、患者の自分自身についての受けとめをアセスメントする。

入院時に、自分の性格についてどう思っているのか、自分の長所と短所をどう思っているのかなどの情報を聞いていると、アセスメントする際に役立つだろう。また、入院中の多様な言動などから、患者が自分自身をどのように捉えているのかを推測することができるだろう。病気に罹患する前後で、自分自身についての受けとめが患者の中で変化してい

ることも推測される。

自尊感情は、患者が自分自身の価値や能力をどのように捉えているのかをアセスメントする。これも自己概念と同様に病気に罹患する前後で、自分自身の価値や能力についての受けとめが患者の中で変化していることも推測される。

ボディイメージは、自分の身体を患者がどのように受けとめているのかをアセスメントする。

ということは、M様の事例の中で、自己概念や自尊感情、ボディイメージを表している情報を抜粋してみることからはじめればいいのかな。この情報の抜粋も、結構大変そうだなあ……。やるっきゃないね。

第2部 看護診断の臨床実践への活用のしかた

確か、<病気の受けとめ>の情報が自己知覚に関連ありそうだと思うわ。もう一度<病気の受けとめ>の情報を丁寧に見ていこう。
　関連する情報にはアンダーラインを引いてみよう……。

<病気の受けとめ>
　はじめて腎炎と診断されたときには、こんなに大変な病気とは思わなかったんです。症状もなかったから、ぴんとこなかった。もともと病気がちだったから外で遊ぶことも少なくて、スポーツはまったく苦手なんです。
　夜は早く寝るほうだったし、いつ体調を崩すかわかんないから、勉強はこつこつやる癖ができていたんですよ。でも大学に入ったころは、夜のつき合いが悪いとか、優等生とかに見られるのがいやで、結構つくろっていたこともあったなあ。

　ここの部分の情報は、自己知覚のアセスメントと関連してそうだなあ……。"腎炎と診断されたときは大変な病気だとは思わなかった"ということは、

①今は大変な病気だと思っている。

　そして、

②もともと病気がちだった。

　ということと、

③スポーツはまったく苦手。

　ということも、M様が自分自身のことを捉えている情報だわね。あ、それと、

④いつ体調を崩すかわからない。

　ということも、おそらくM様が自分自身のことを捉えている情報だわ。とにかく関連していると思ったことを書いていこう……。
　次の"優等生とかに見られるのがいやで、結構つくろっていたこともあった"というのは、M様が人からどのように見られたいと思っているのかってことを表しているような気がする。ということは、

⑤M様は自分が優等生に見られたくないと思っている。

　ということかな。そして、

⑥M様の自尊感情、M様が自分自身の能力や価値を高く評価する気持ちは、高いとは思われない。

　ということかなあ……。とりあえず書いておこう。あとで整理すればいいね。
　では、次の情報を見てみよう。

　血圧の薬を飲むようになったときなんかも、なんか年寄りの病気みたいで、いやだなと思ったけど、朝1回飲むだけだから、友だちに知られることもないしね。学生だから病院に行くのも困らなかった。

　ここも大切そうだわ……。"血圧の薬を飲むようになったときなんかも、なんか年寄りの病気みたいで、いやだなと思ったけど、朝1回飲むだけだから、友だちに知られることもないしね"というのは、M様は若年性高血圧症で降圧薬を服用するようになったことを、"年寄りの病気みたいで、いやだなと思った"……。これは、

⑦自分が年寄りの病気になっていやだ。

　ということかな。それで薬を飲んでいるということを、友だちに知られるのがいやだったってことね。ということは、

⑧自分が高血圧症であることを友人に知られたくなかった。

　ということになるね……。次に行ってみよう。

　ただ、実験が増えてからは担当の教授には相談して、特に卒業研究のときには、ずいぶん考慮してもらって……。そのうえ就職まで世話してもらって本当に感謝しているんです。

　あと、2人の友人にも病気のことは話して、ずいぶん助けられた。実は僕「落研（落語研究会）」なんです。友人に誘われて何となく入ったんだけど、気がついたらその時間が気分的に、もっとも楽なんでね。

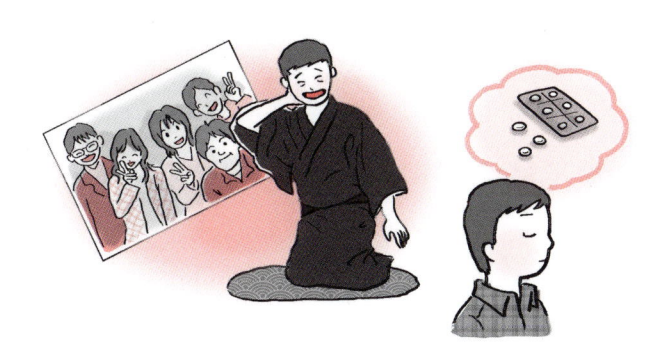

やっぱり、いろいろあったからね。

食事療法をはじめたときには、つらくて、つらくて、何でこんな我慢しなきゃいけないんだと、イライラしておふくろに当たったりもしたんだけど。

そうすると、おふくろは「こんな病気の子に生んだのは私のせいだ」って泣くんだから、家中泥沼に沈んじゃう。おふくろは必死で減塩食つくって、自分も塩断ちして。だから病気のことは考えないようにするしかないなんて、だんだんあきらめて。

先のこと考え出すと真っ暗だし。こっそりラーメンの汁飲んだり、薬飲まなかったり、ささやかな反抗してみたけど、すぐむくんだりするから、どうしようもない。

大学に残ったから環境はあんまり変わらなかったし、親のすねかじりしている奴も結構いたから、あんまりみじめにならなかったんだけど。 でも、就職先を紹介されたときには、ずいぶん迷いましたね。

自分の人生考えないようにしていたし、身体には全然自信がなかったから。そのとき、おやじが「親はいつまでも元気でいると思うな」と言って、その一言はこたえましたよ。甘えていたんだなと思い知らされて。

ここまでで、自己知覚に関連していそうな情報は……。"大学に残ったから環境はあんまり変わらなかったし、親のすねかじりしている奴も結構いたから、あんまりみじめにならなかったんだけど"というところは、

⑨M様が大学院（病気のために就職しないで）に進学していることを、親のすねかじりをしている自分と捉えていた。

ということになるね。M様以外にも同様な学生がいたようで、"結構いたから、あんまりみじめにならなかった……"とあるから、これはそう推測できるわね。

それと"自分の人生考えないようにしていたし、身体には全然自信がなかったから"ということは、小さいときからそうだったように、

⑩身体に自信がない。

ということね。"そのとき、おやじが「親はいつまでも元気でいると思うな」と言って、その一言はこたえましたよ。甘えていたんだなと思い知らされて"という情報は、

⑪自分は親に甘えていた、と捉えている。

ということになるね。こういうふうに見ていくと、わかりやすいかも……。
さて次は……。

職場は、まだ入ったばかりだから緊張の日々ですよ。でも、安い給料だけど、<u>一応社会人になったんだと少し肩身の狭い思いは薄らいできたし</u>、所長が事情を知っているから、時間的にも考えてくれているので、がんばれるかなあと思う。職場の人にも話さないわけにいかなくて、伝えてあるみたいだけど……。

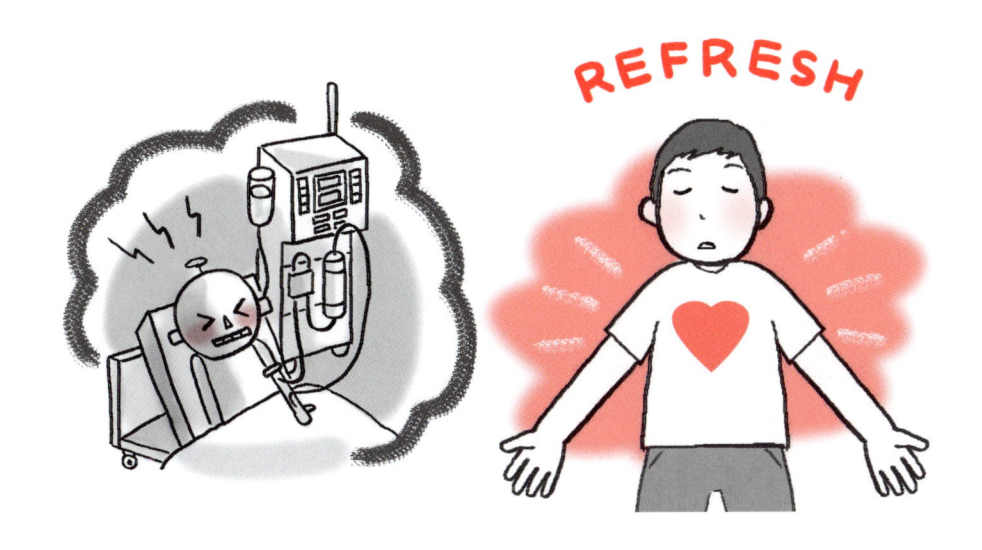

"一応社会人になったんだと少し肩身の狭い思いは薄らいできたし"というところは、

⑫M様が社会人になった、と捉えているということと、社会人になる前までは肩身が狭かった。

ということになるわね。

腎不全で透析と言われたときは、くるべきときがきたとショックでしたが、そんな思いをしていたあとだったので、案外早く気持ちが決まったんです。

透析中の患者さんから、その体験談を聞く機会もあって、「むしろ透析することで体調がよくなり、元気で仕事ができる。うまくやれば嫁さんももらえるよ、将来に希望をもたなきゃ」って、話してくれたんです。

そんなわけで、一応覚悟はできているんだけど、やっぱり透析やってみたら身体が慣れないせいか、気分が悪くて、頭はズキズキするし、めまいはするし、大丈夫かなあ。それに機械につながれているという感覚がいやだなあ。自分が機械人間になったみたいで、機械なしじゃ生きてられないなんて情けないですね。

<u>障害者手帳も1級になって、障害者って言葉、なんか感じ悪いイメージですよね。本物の機械人間なら、おなかをバカっと開けて、活きのいい腎臓と取り替えられるのに。おふくろが移植するって騒いだときに、人のモノもらってまで生きるなんてといやな気分だったけど、複雑ですよ。これからが大変なんだなあというのが実感です。</u>

ここの情報はずいぶん重要そうだわね……。"自分が機械人間になったみたいで、機械なしじゃ生きてられないなんて情けないですね。障害者手帳も1級になって、障害者って言葉、なんか感じ悪いイメージですよね。本物の機械人間なら、おなかをバカっと開けて活きのいい腎臓と取り替えられるのに。おふくろが移植するって騒いだときに、人のモノもらってまで生きるなんてといやな気分だったけど、複雑ですよ。これからが大変なんだなあというのが実感です"、これら全部が自己知覚に関係しているわ。

⑬M様は自分が機械人間になったみたい、機械なしでは生きられないと思っている。

ということね。

⑭M様は障害者1級である自分を感じ悪いイメージとして捉えている。

ということになるなあ。
ここまで見てきて、自己知覚の領域でいいのか、コーピング／ストレス耐性の領域になるのか迷ったけど……、あとでコーピング／ストレス耐性の領域のアセスメントをするから、そのときにまた整理できるかな。
じゃあ、ここまで見てきた内容、自己知覚の領域に関連していると思った情報から考えたことを一覧にして見てみよう（ 表10 ）。

表10 ゆう子が用紙に書き込んだ内容（自己知覚のアセスメント）

①今は大変な病気だと思っている。
②もともと病気がちだった。
③スポーツはまったく苦手。
④いつ体調を崩すかわからない。
⑤M様は自分が優等生に見られたくないと思っている。
⑥M様の自尊感情、M様が自分自身の能力や価値を高く評価する気持ちは、高いとは思われない。
⑦自分が年寄りの病気になっていやだ。
⑧自分が高血圧症であることを友人に知られたくなかった。
⑨M様が大学院（病気のために就職しないで）に進学していることを、親のすねかじりをしている自分と捉えていた。
⑩身体に自信がない。
⑪自分は親に甘えていた、と捉えている。
⑫M様が社会人になった、と捉えているということと、社会人になる前までは肩身が狭かった。
⑬M様は自分が機械人間になったみたい、機械なしでは生きられないと思っている。
⑭M様は障害者1級である自分を感じ悪いイメージとして捉えている。

これらから、自己知覚のアセスメントのまとめをするんだね。M様が自分自身をどのように受けとめているのかということと、自分の能力や価値をどのように受けとめているのかということ、それと、この自分の身体をどのように受けとめているのかということだね。

まず、M様は自分の身体には自信がないこと、大変な病気をもっており、機械なしでは生きられない身体って受けとめていることがわかる。こういった身体の自信のなさからM様の自尊感情も高くはないことと、自己概念、自分自身についても自信がなくて障害者として悪いイメージで捉えているように思えるな。

では、まとめて書いておこう（ 表11 ）。

表11 自己知覚のアセスメントのまとめ

自分の身体に自信がなく、大変な病気であり、機械なしでは生きられない身体であると受けとめている。
この身体に対する自信のなさから自尊感情も高くはない。さらに、自分自身を障害者として悪いイメージで受けとめていると推測される。

ゆう子はがんばりました。自己知覚のアセスメントは大変であると難しさを感じましたが、何とか最後まで考えることができました。

次の領域7の役割関係、領域8のセクシュアリティについては、p.108の 表12 、

表13 に示したように関連情報を抜粋したうえで、アセスメントをしてみました。

しかし、領域9のコーピング／ストレス耐性のところにきて、またその大変さに圧倒されていました……。

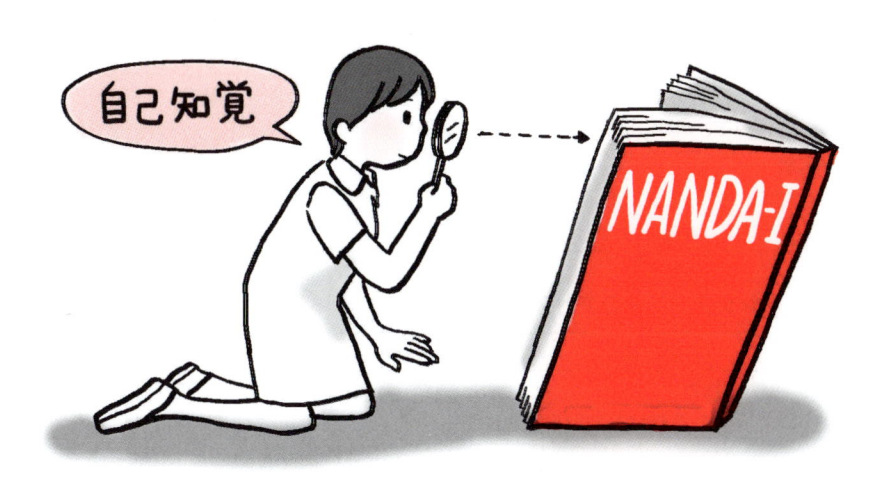

表12 M様の役割関係のアセスメント

関連情報	アセスメント
●年齢は28歳、男性、独身 ●父親は58歳（公務員）、母親は54歳（主婦）の3人暮らし ●薬学部大学院卒業後、母校の研究室で実験助手をしていたが、27歳のときに教授の勧めで製薬会社の研究所に勤務する ●仕事の内容は、主に実験に必要な物品の請求と管理 ●大学卒業後の進路を考える時期に、定期受診を続けなければならず、また1人で食事療法を続ける自信がもてず、母親も就職には強く反対したため大学院に進学した経緯がある ●就職の件について医師に相談したが、「できるだけ座ってできる仕事で残業のない仕事を探すように」と言われた。そのまま大学に残り、パートタイムで日中だけの手伝いとして研究室の実験助手として勤めることになった ●27歳のとき、教授の勧めで製薬会社の研究所に勤務する。研究所長が大学の先輩で、病気のことを了解したうえで採用された。仕事の内容は、主に実験に必要な物品の請求と管理だったので、大学で実験をしているときより身体は楽になった ●人工血液透析をすることで、仕事を続けることが可能であることを医師から説明されている ●おふくろは「こんな病気の子に生んだのは私のせいだ」って泣くんだから、家中泥沼に沈んじゃう。おふくろは必死で減塩食つくって、自分も塩断ちして。だから病気のことは考えないようにするしかないなんて、だんだんあきらめて ●自分の人生考えないようにしていたし、身体には全然自信がなかったから。そのとき、おやじが「親はいつまでも元気でいると思うな」と言って、その一言はこたえましたよ。甘えていたんだなと思い知らされて ●職場は、まだ入ったばかりだから緊張の日々ですよ。でも、安い給料だけど一応社会人になったんだと少し肩身の狭い思いは薄らいできたし、所長が事情を知っているから、時間的にも考えてくれているので、がんばれるかなあと思う。職場の人にも話さないわけにいかなくて、伝えてあるみたいだけど…… ●透析中の患者さんから、その体験談を聞く機会もあって、「むしろ透析することで体調がよくなり、元気で仕事ができる。うまくやれば嫁さんももらえるよ、将来に希望をもたなきゃ」って、話してくれたんです ●現在の勤務は、ほとんどがデスクワーク。週休2日制であるが、隔週土曜日に勤務している。部下の事務員が1人 ●医師の治療方針 ・食事療法とともに、薬物療法で血液透析を合併症なく継続し、社会生活を維持する	人工血液透析を週2回受けながらも、お世話になった教授の勧めで身体的に楽な仕事に就き、社会的地位や役割をもっている。家族関係も良好で母親から食事療法の支援を受けている

表13 M様のセクシュアリティのアセスメント

関連情報	アセスメント
●年齢は28歳、男性、独身 ●父親は58歳（公務員）、母親は54歳（主婦）の3人暮らし	28歳独身男性である。性的機能は問題ないが、男性性を維持していくうえで、今後は伴侶が必要となってくるだろう

4 コーピング／ストレス耐性のアセスメント

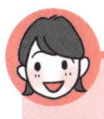

　　ああ、さっきの自己知覚のところも大変だったけど、このコーピング／ストレス耐性って、なんかもっと大変そうだなあ……。

　　私にできるのかなあ……。

　　主任さんが明日になると出勤されるはずだな。ちょっと手伝ってもらおうかな……。

　久しぶりに主任さんに会える前日、ゆう子は1人で領域別にアセスメントしていくこととの苦痛から、主任さんに助けを求めようと思ったのでした。

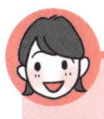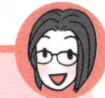

ゆう子	おはようございまーす。主任さん、お久しぶりです。
主任	お休みさせていただきまして、皆様、ありがとうございました。リフレッシュさせてもらったので、今日からがんばって働きます。
ゆう子	待っていたんですよ、主任さん。いいですか。私の勉強のお手伝いを頼んでも……。今日の日勤が終わってからで……。
主任	看護診断の勉強を続けているってことね……。たいしたものね、1人で。私にお手伝いなんて、できるのかしら……。
ゆう子	できますよ。コーピング／ストレス耐性のところのアセスメントなんですよ……。
主任	え？　なに？　事例のアセスメントをしているってこと？
ゆう子	……です。
主任	まあ、偉いじゃないの。で、どの事例？
ゆう子	ああ、これです。コピーしておきました。このアセスメント用紙も。で、領域1のヘルスプロモーション、領域2の栄養、領域3の排泄と交換、領域4の活動／休息、領域5の知覚／認知、領域6の自己知覚、領域7の役割関係、そして領域8のセクシュアリティのところまでは、独力でやってみたんですよ。コーピング／ストレス耐性

	の領域は、私にはやっかいで、1人では無理ですよ。
主任	すごいわね……。私が留守の間、そこまで進んだとはね、敬服するわ。
ゆう子	……でも、これでいいのかどうかってことが、いまいちわかんないですよ。それと、このあと、領域9、10、11、12、13って、まだ5領域ありますしね、そのあと、全体像へ行って、そのあと、やっとのことで看護診断に行けるわけですよね。
主任	でも、この領域のアセスメントが命。それを1人でやっていること自体ほめてあげるわよ……。昼休みに、あなたがやったアセスメントを見ておくわ。この事例も複雑な事例ではないみたいだしね……。じゃあ今日の夕方、一緒にコーピング／ストレス耐性の領域をアセスメントしましょう。私も興味あるわ。
ゆう子	ありがとうございます。すみません、お休み明けですのに。助かります。

ゆう子は、主任さんに手伝ってもらえそうだということと、取り組んできた各領域のアセスメントをチェックしてくれると言われて、ほっとしました。

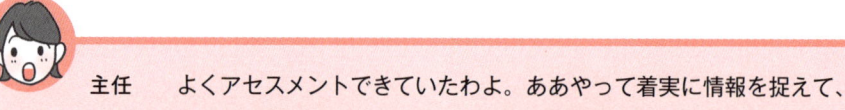

　よかった……。やっぱり主任さんがサポートしてくれると嬉しいな……。やりがいってもんもあるわね。

　私のアセスメント、あれでよかったのかどうか、確かめてほしかったしなあ……。夕方が楽しみだなあ。

その日、ゆう子は受け持ちの患者様の看護を真摯に行い、ようやく夕方を迎えました。

日勤が終わって、主任さんも一段落したところで、カンファレンスルームに2人の姿がありました。2人は熱心にコーピング／ストレス耐性のアセスメントに取り組んでいました。

主任	よくアセスメントできていたわよ。ああやって着実に情報を捉えて、1つ1つやっていくといいのよ、今は訓練中なんだからね……。
ゆう子	ほんとですか。自信ないんですけど。
主任	あなたが解説書をよく読んで、それを見ながら忠実にアセスメントしていることがよくわかったわ。……で、今日はコーピング／ストレス耐性のところね。
ゆう子	……はい、そうなんです。
主任	まずは、M様が現在、どのようなストレス状況におかれているのかを考えてみましょう。あなたはどう考えているの？　M様は今、ストレスが高いのかしら？
ゆう子	はい……。もう事例はいやというほど見ましたから、情報については覚えています。そうですね……、M様は慢性腎不全で週2回の人工血液透析を治療として受けなくてはいけない状況です。それと、食事療法と薬物療法もあって……。結構体調の管理が大変な状況だと思います。
主任	さすがね……。その通りだと思うわよ。で、対処はどうなのかしら？

ゆう子 対処? 対処ですか?

主任 そう対処。心理的ストレスと対処の理論知らないの? リチャード・ラザルスという心理学者と、スーザン・フォルクマンという人の2人が説いている理論なんだけど。確か訳本も出ているわよ（p.112 コラム3 参照）。

ゆう子 ……? すみません。勉強不足です。

主任 まあ、理論の勉強は時間もかかるわけだし、あとでたっぷりとするってことにして。では、さっきあなたが言ったようなことで、M様がストレスの高い状況に今おかれていると仮定しましょうよ。そして、M様はそのような状況下で、そのストレスを何とかして乗り越えようと努力しているんじゃないかな、と考えるんだけど、あなたはどう思う?

ゆう子 ああ、そういうふうに言っていただけると、よくわかります。M様なりに努力されていると思います。

主任 具体的な行動を抜粋してみると、どうなるかしら?

ゆう子 はい……。ちょっと事例を見ますね……。そうですね。まず、M様は現在、週2回の透析を受けなくてはならないような状況ですけど、社会人として会社に就職されています。会社の上司の方にも相談して、透析の日は早退していますが、ちゃんと会社勤めをすることができています。

主任 うんうん……。そうね。

ゆう子 で、お昼のお弁当ですけど、食事療法中であるために、母親につくってもらっています。夕食も減塩できていますね。今後は自分で勉強して外食に切り替えたいとも言っています。

主任 うんうん……。で、M様の今のストレス発散法はどうなっているのかな……。

ゆう子 ああ、それは、最近カラオケに行くのが楽しみになっているってありますね。それと、休日にときどき日帰りでドライブに出かけているとありますね。

主任 コーピング／ストレス耐性のところでは、不安についてのアセスメントをする必要があるんだけど、M様の不安って、どのようなことだと思う?

ゆう子 不安ですか……。そうですね。情報の中に、職場はまだ入ったばっかりで緊張の日々だというのがありましたし、自分は機械がないと生きていけないとか、障害者を悪いイメージで捉えていたり、これからが大変だと言っているので……。透析しないと生きていけないというのはその通りで……。

主任 ということは、将来のこと、特に病気のことを中心に考えると、予後に対する不安ということかしら。

ゆう子 ですね……。それと、28歳とお若いので、人生のことも不安なんでは……。

主任 よく考えられているわよ……。今、ここで言ったようなことをまとめていけば立派なアセスメントができるんじゃないのかな。

ゆう子 ありがとうございます……。お時間をとっていただいて助かりました。

ゆう子は長期の休み明けで1日中業務整理に追われていた主任さんに、それも疲れている夕方に時間をとってもらってアドバイスを受けられたこと、そして何よりも、ゆう子が

1人で取り組んできたアセスメントへのよい評価が主任さんより得られたことで、心より主任さんに感謝していました。

がぜんやる気になった……。今日、主任さんにアドバイスしていただいたことを書いておかなくては。これでコーピング／ストレス耐性の領域はクリアできた。あとは楽勝かも。あと4領域だね……。

ゆう子はその日のうちにコーピング／ストレス耐性の領域を「アセスメント記録用紙」に書き込み、 表14 のように整理しました。

表14 **コーピング／ストレス耐性のアセスメントのまとめ**

週2回の人工血液透析療法、食事療法、薬物療法などを順守しなければならないことなどのストレス状況、さらに予後や今後の人生に対する不安があるようだが、効果的なコーピングが、今のところはとれていると推測される。

コラム 3 ストレス-コーピング理論とは

ストレス-コーピング理論は、リチャード・ラザルスとスーザン・フォルクマンが1984年に発表した理論です。

ラザルスらは、人が特定の状況におかれ「重荷だ」「負担だ」というストレスフルな受けとめをした場合に、コーピング（対処法）を行うとしました。

コーピングとは、認知的、意識的、積極的な努力であり、その結果として短期的もしくは長期的に適応的な結果（ストレスに対処できた状態）が見られると考えました。

また、その特定の状況と人との出会いの結果を、個人がどのように見積もるのか（「重荷だ」

「負担だ」と受けとめるかどうか）は、個人（個人的要因）によっても、その状況（状況的要因）によっても異なると考えました。この個人的要因と状況的要因をストレスの先行要件と言います。

ラザルスらによる心理学的なストレス、認知的評価、コーピング、適応的な結果という主要な概念を含んだ邦訳版が出ています。詳細は下の本を参照してください。

Lazarus, R.S., Folkman, S./本明寛, 春木豊, 織田正美監訳. (1991). ストレスの心理学－認知的評価と対処の研究. 実務教育出版.

5 成長発達のアセスメント

ゆう子は、領域10の生活原理、領域11の安全／防御、領域12の安楽までのアセスメントをやってみました。そして、領域13の成長発達のアセスメントです。

領域13の成長発達というアセスメントは、成長のところは身体面や臓器面の成長ということで、M様の場合は遺伝的な疾患があるわけでもないし、正常に成長を遂げているってわかるんだけど……。

発達って、どうやってアセスメントするのかなあ。解説書にはアセスメントをするときには発達理論を理解しておく必要があると書いてあるけど……（p.36）。

ゆう子は再び主任さんに助け船を出してもらうことにしました。

翌日、深夜明けで病棟の勉強会に夕方出かけることになっていたゆう子は、勉強会のあとにちょっとだけ相談させてもらおう、と考えていました。

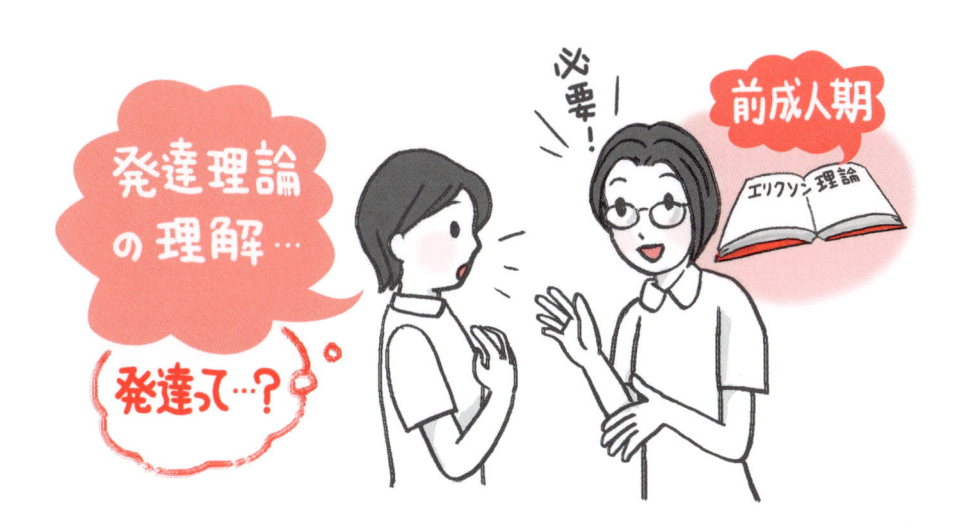

（病棟会のあと）

ゆう子　主任さん……。この間はありがとうございました。おかげで、ほんと！　助かりました。

主任　それはよかった……。あのあとはスムーズにいったの？

ゆう子　その……、1つだけ、成長発達って、領域13にあるじゃないですか……。あの、成長というのはわかるんですけど、発達というところのアセスメントがちょっとできなくって……。

主任　ああ、患者様の心理社会的な成熟度の側面のアセスメントってこと？　そうね、あれはエリクソンの理論なんかを参考にしないと、頭で考えても無理よ。病棟に本があったから、あれを借りていったらどうかしら？

ゆう子　え！　あの厚い本を今から読むってことですか？　読まないとわからないってことですか……。

主任　とりあえず、発達課題のところだけを見て考えてみればいいと思うわよ。

ゆう子　発達課題って何ですか？

主任　……？　あなたも今後は理論を勉強しなくてはね……。では、病棟の本*をとってきてくれない。一緒に考えてみるわ。

ゆう子　ありがとうございます。

（エリクソンの本を広げて）

主任　M様は28歳、男性、エリクソンの理論で見ると、前成人期に相当する年齢だわね。両親とM様の3人が同居しているということは……。兄弟姉妹はいないということね。

ゆう子　はい。大切に育てられていることがわかります。M様の母親は腎炎になったのは自分のせいだって泣いているような情報もありましたし……。あと、父親に「いつまでも親が元気でいると思うな」って戒められているような場面もありました。M様は病気のハンディがあるので、両親にはサポートされていると思います。

主任　M様は、パーソナリティ的には、どうかしら？

ゆう子　M様の性格ってことですよね……。そうですね、結構まじめな方で素直な印象がありますけど……。こういう病気をもっている割には、無理をしない範囲で職場の人との付き合いなんかもありますし……。大学のときは落研にも入っていたようですから、明るい方だと思いますね。

主任　ということは、年相応の成熟が成し遂げられているって、そういうことね。

ゆう子　はあ……。

*エリクソン, E. H., エリクソン, J. M./村瀬孝雄, 近藤邦夫訳. (2001). ライフサイクル、その完結. みすず書房.

　　ゆう子はようやく13領域のアセスメントを終えることができました。この13領域のアセスメントの結論（まとめ）だけを表にしてみました（ 表15 ）。

表15 M様の13領域のアセスメントの結論（まとめ）一覧

	領域	アセスメントの結論
領域1	ヘルスプロモーション	自分の病気をコントロール・管理するために、人工血液透析、食事療法、薬物療法の必要性が理解できたうえで、上司や母親のサポートを受けながら健康管理行動を順守している
領域2	栄養	食事療法にしたがって、母親のサポートを得ながら必要栄養素を摂取できている
領域3	排泄と交換	慢性腎不全のため腎機能低下が激しく、現在は週2回の人工血液透析療法、食事療法、薬物療法によって腎からの老廃物の排泄を行っている。 排便はスムーズにあり、肺・気管からの排泄は正常である
領域4	活動／休息	激しい運動を避けて規則正しい生活をしており、活動と休息のバランスもとれている
領域5	知覚／認知	注意力は正常、意識も清明で、意思疎通も正常にできる。物事に対する思考能力や判断力も高いと推測できる
領域6	自己知覚	自分の身体に自信がなく、大変な病気であり、機械なしでは生きられない身体であると受けとめている。 この身体に対する自信のなさから自尊感情も高くはない。さらに、自分自身を障害者として悪いイメージで受けとめていると推測される
領域7	役割関係	人工血液透析を週2回受けながらも、お世話になった教授の勧めで身体的に楽な仕事に就き、社会的地位や役割をもっている。家族関係も良好で母親から食事療法の支援を受けている
領域8	セクシュアリティ	28歳独身男性である。性的機能は問題ないが、男性性を維持していくうえで、今後は伴侶が必要となってくるだろう
領域9	コーピング／ストレス耐性	週2回の人工血液透析療法、食事療法、薬物療法などを順守しなければならないことなどのストレス状況、さらに予後や今後の人生に対する不安があるようだが、効果的なコーピングが、今のところはとれていると推測される
領域10	生活原理	身体的なハンディをもって生きていくことに不安をもちながらも、両親に甘えず、独立した生計をもって生きていこうとしている
領域11	安全／防御	内シャントを造設しており、週2回の人工血液透析療法および薬物療法を、社会生活をしながら実施していることから易感染状態にある。身体的な自覚症状は見られないことから身体損傷の危険はない
領域12	安楽	今のところ身体的な安楽は保持できているが、人工血液透析療法や薬物療法にともなう身体の不快感が出現することも予測される
領域13	成長発達	身体的、臓器的な成長は正常である。年相応の心理社会的な成熟度も備わっていると推測できる

6 全体像の描写、そして看護診断

このあとは全体像の描写ということ
だったなあ……。

確か、関連図というのを書かないとい
けないんだな。

1人でやるのは、ここからは大変
だ。13領域のアセスメントまで自分で
やったんだから、あとは解説書を見て勉
強することにしよう。

そういうわけで、ゆう子の自己学習は13
領域のアセスメントまでで終了することとな
りました。それでもよくがんばった、とゆう
子は自分を褒めました。主任さんにも褒めら
れたという体験が、ゆう子の自信にもなって
いました。

解説書には、13領域のアセスメントから
全体像の描写が、関連図とともに示されてい
ました。そして、その後、NANDA-I看護診
断、看護成果（NOC）、看護介入（NIC）
が、各分類法を使って選択されていました。

ゆう子は、これらを最後まで読み進めるこ
とにしました。

関連図から全体像を描く

13領域のアセスメントの結論（ 表15 、
p.115）から関連図（ 図1 、p.118〜119）を
書いてみよう。

M氏の場合、13領域の中でもとりわけ重
要な領域は、領域3の排泄と交換のアセスメ
ントの結論、領域6の自己知覚のアセスメン
トの結論、領域9のコーピング／ストレス耐
性のアセスメントの結論と考え、関連図の中
央部分に位置づけた。そのうえで、M氏は
現在、慢性腎不全という慢性病であるため
に、領域1のヘルスプロモーションは全領域
に関係するので、もっとも上に位置づけた。

さらに、領域10の生活原理についても、M
氏の生き方に関することであり、その右側に
位置づけた。これら2つの領域は全体的に関
連することである。

現在のところM氏は、健康管理行動が良
好にとれているために、領域12の安楽につい
て見ると、身体的な安楽が保持されている。
これに関連して領域4の活動／休息について

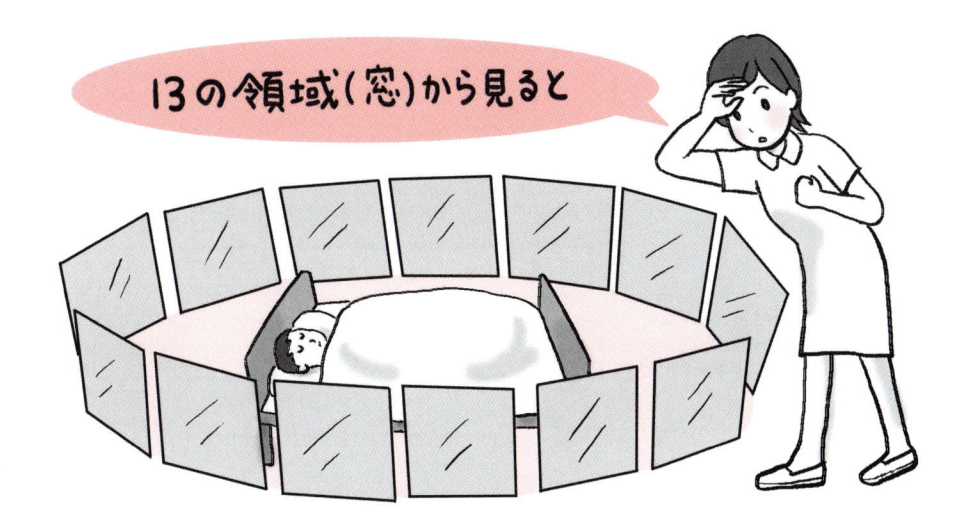

13の領域（窓）から見ると

も良好である。さらに食事療法も、母親の助けを得て良好になされているために、領域2の栄養を、その下に位置づけた。

M氏のアセスメントの中で、もっとも重要な領域3の排泄と交換、領域6の自己知覚、領域9のコーピング／ストレス耐性の3領域と、領域11の安全／防御および領域7の役割関係は、密接な関係があるために、これらを3領域の下に位置づけた。

右下に位置づけた領域5の知覚／認知および領域13の成長発達は良好であるために、全体像に入れる必要はないと考えた。

領域8のセクシュアリティは、今後のM氏の生き方と関係すると考え、領域10の生活原理に関係づけた。

p.5に全体像の書き方を解説したが、そこで解説したように、1つ1つ書いていく。

つまり、患者の年齢、性別、家族構成、同居家族、職業など、患者の生活構造やライフプロセスが端的に理解できる内容を書いていくのである。

●1つ目の段落
（患者のプロフィールを書く）

M氏、28歳、男性である。薬学部大学院卒業後、母校の研究室で実験助手をしていたが、27歳のときに教授の勧めで製薬会社の研究所に勤務する。独身で、父親は58歳で公務員、母親は54歳で主婦、3人暮らしである。

●2つ目の段落
（主たる既往歴、現病歴を書く）

18歳のとき、慢性糸球体腎炎と診断された。

21歳のとき、高血圧が続き、腎炎による若年性高血圧症として降圧薬の内服を開始。

24歳のとき、精密検査のため入院、腎機能の低下が進行、免疫療法などの治療を行ったが効果はなかった。

27歳、7月ごろより、悪心が出現、食欲低下、血清クレアチニン4.0mg/dL、BUN48mg/dLと上昇し、人工血液透析を受けることとなった。

28歳で、血清クレアチニン8.0mg/dLとなり、内シャント造設術を施行。同年8月、血

図1 13領域のアセスメントの結論からの関連図

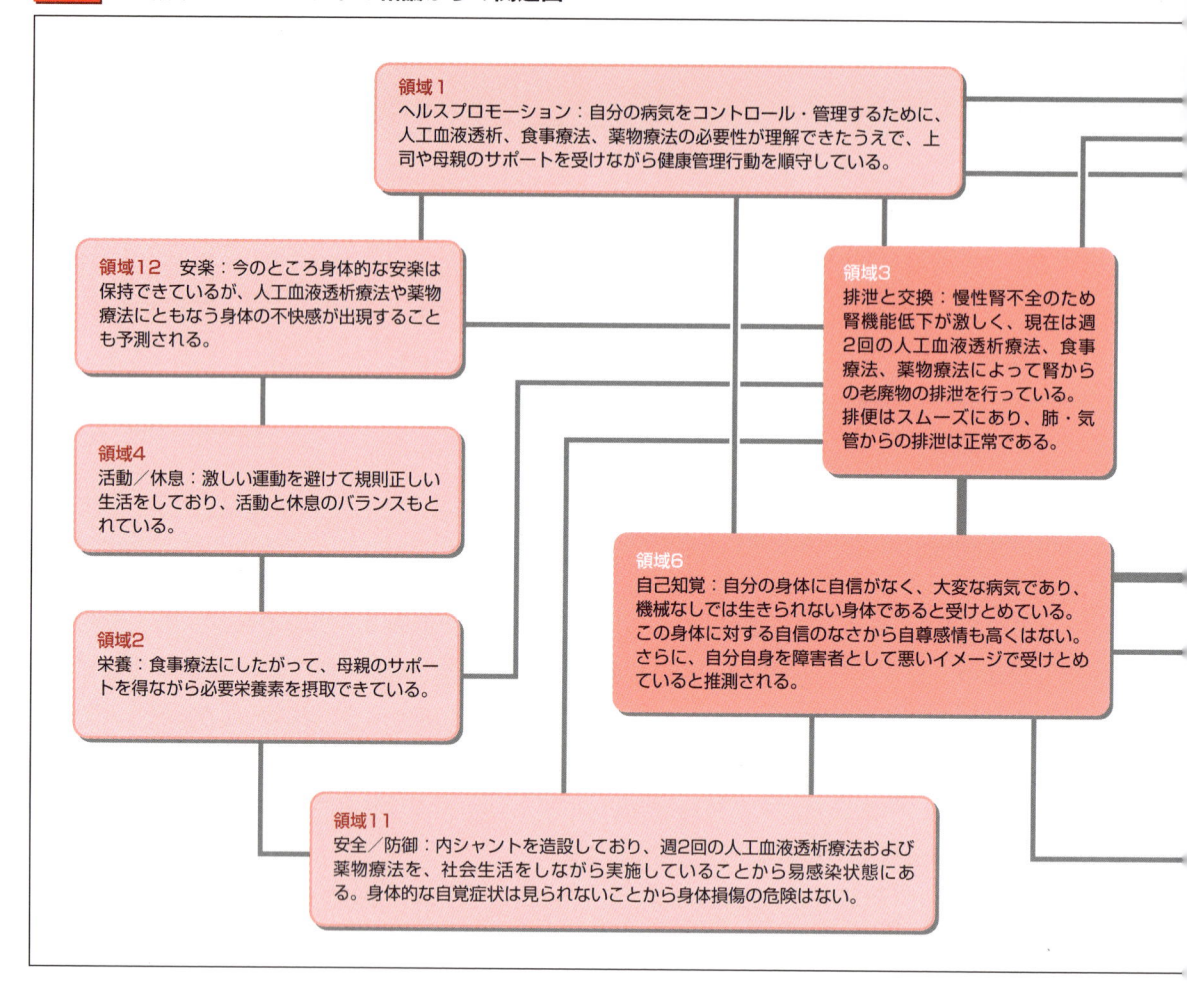

領域1
ヘルスプロモーション：自分の病気をコントロール・管理するために、人工血液透析、食事療法、薬物療法の必要性が理解できたうえで、上司や母親のサポートを受けながら健康管理行動を順守している。

領域12 安楽：今のところ身体的な安楽は保持できているが、人工血液透析療法や薬物療法にともなう身体の不快感が出現することも予測される。

領域3
排泄と交換：慢性腎不全のため腎機能低下が激しく、現在は週2回の人工血液透析療法、食事療法、薬物療法によって腎からの老廃物の排泄を行っている。排便はスムーズにあり、肺・気管からの排泄は正常である。

領域4
活動／休息：激しい運動を避けて規則正しい生活をしており、活動と休息のバランスもとれている。

領域6
自己知覚：自分の身体に自信がなく、大変な病気であり、機械なしでは生きられない身体であると受けとめている。この身体に対する自信のなさから自尊感情も高くはない。さらに、自分自身を障害者として悪いイメージで受けとめていると推測される。

領域2
栄養：食事療法にしたがって、母親のサポートを得ながら必要栄養素を摂取できている。

領域11
安全／防御：内シャントを造設しており、週2回の人工血液透析療法および薬物療法を、社会生活をしながら実施していることから易感染状態にある。身体的な自覚症状は見られないことから身体損傷の危険はない。

清クレアチニン13.8mg/dLに上昇、ヘマトクリット値18%に低下し、食事がとれなくなり人工血液透析を開始した。

食事は、蛋白質60g、総エネルギー2000kcal、食塩3g、水分800mL、カリウム制限となった。

●3つ目の段落
（入院してから全体像設定時点までの治療経過および病態経過を書くが、M氏の場合は現在社会生活をしながら透析を受けているので、ここには現在の治療経過を示すのみとする）

現在、週2回、1回4時間の人工血液透析

を受けているほかに、食事療法、薬物療法で社会生活を維持するという医師の治療方針のもとにある。

●4つ目の段落
（ここから、いよいよ13領域のアセスメントのまとめを書く。ただし関連図でも示したように、良好な領域は削除し、現段階で必要な内容だけにとどめ、最小限度の字数で、現時点のM氏が最大限にわかるように描くことを心がけることが必要である）

慢性腎不全のため腎機能低下が激しく、現在は週2回の人工血液透析療法、食事療法、

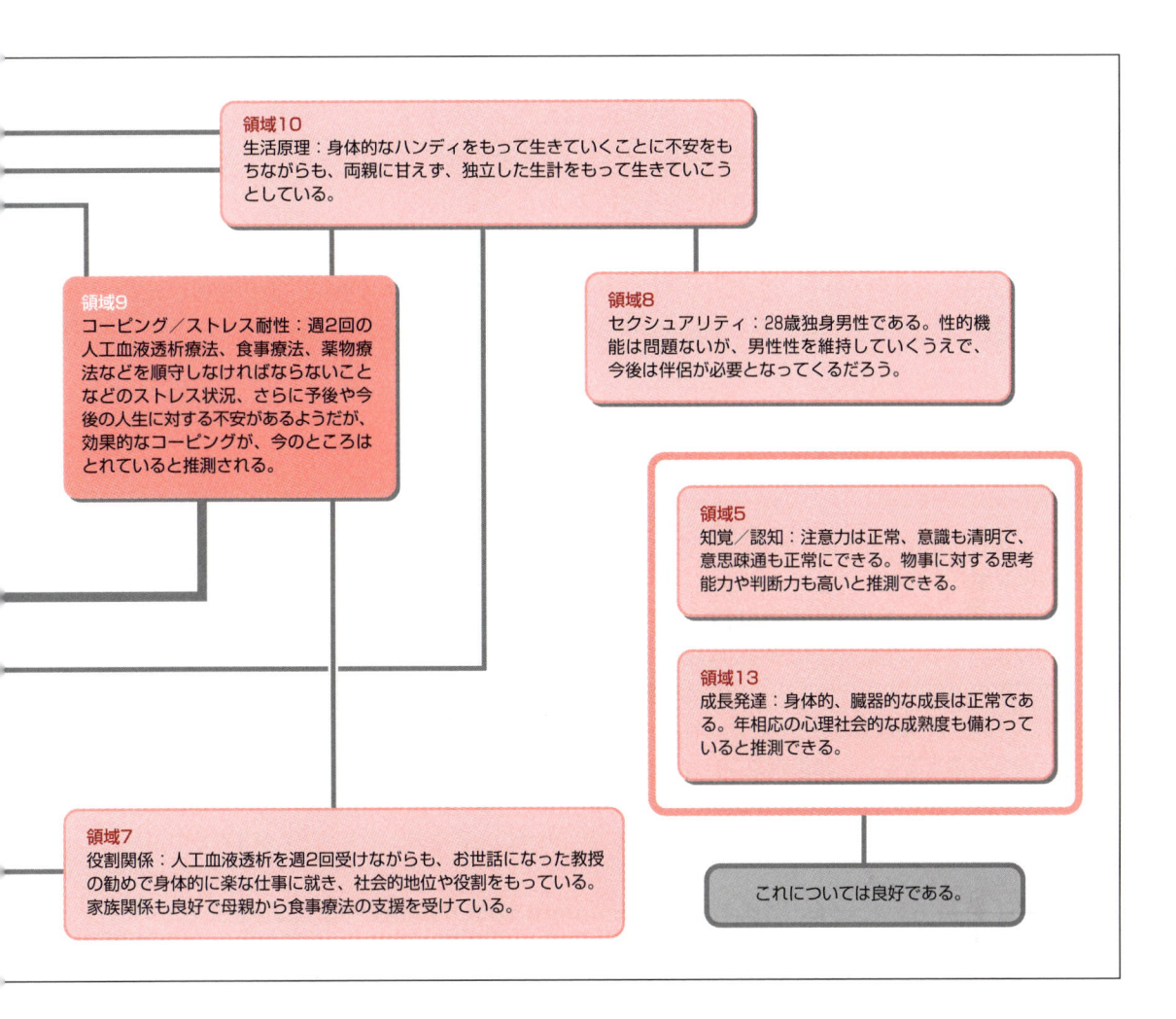

薬物療法によって腎からの老廃物の排泄を行っている。

内シャントを造設しており、社会生活を維持しながら実施していることから、これにともなう易感染状態にある。

今のところ身体的な安楽は保持できている。今後は人工血液透析を継続していくことにともなって身体の不快感が出現することも予測される。しかし、激しい運動を避けて規則正しい生活をしており、活動と休息のバランスもとれている。また、自分の病気をコントロール・管理するために療養法の必要性を

十分に理解したうえで、上司や母親のサポートを受けながら健康管理行動を順守している。

人工血液透析を週2回受けながらも、お世話になった教授の勧めで身体的に楽な仕事に就き、社会的地位や役割をもっている。家族関係も良好で母親から食事療法の支援を受けている。

このような療養法を順守しなければならないことなどのストレス状況、さらに予後や今後の人生に対する不安があるようだが、効果的なコーピングが今のところはとれていると

推測できる。しかし、自分の身体に自信がなく、大変な病気であり機械なしでは生きられない身体であると受けとめている。

　この身体に対する自信のなさから自尊感情も高くはない。さらに、自分自身を障害者として悪いイメージで受けとめていると推測される。このように身体的ハンディをもって生きていくことに不安をもちながらも、両親に甘えず、独立した生計を確立するために前向きに生きていこうとしている。

　さて、M氏の全体像を読み、M氏の健康問題に対するどのような反応に、私たち看護師が援助の手を差しのべればよいのだろうか。読者も考えてみよう。

　ここまでゆう子は一気に読み進めました。全体像を読んで、さすがに、よく整理されていると思いました。

> 　私もこの解説書の通りやっていけば、全体像も書けるような気がするなあ。次は自分で全体像を書いてみよう……。
>
> 　でも、ここに"M氏の健康問題に対するどのような反応に、私たち看護師が援助の手を差しのべればよいのだろうか"という問いかけがあるけど、私たちナースがM様にどのような援助をすることが必要なんだろう……。この全体像を読んでみて……。つまり"健康問題に対する反応"というのは、看護診断ってことだよね。
>
> 　この全体像を読むと、効果的なコーピングが今のところはなされているとあるから……、コーピング／ストレス耐性のところじゃないみたいだしね。そのあとの部分を読んでみると、自分の身体に対する受けとめのこと、そうそう、自己知覚のところのアセスメントが書かれている。
>
> 　M氏は自分のことを、自分の身体のことを悪いイメージで捉えているというところかな……。

　ゆう子は主任さんに借りている『NANDA-I看護診断 定義と分類2018-2020』（NANDAインターナショナル／上鶴重美（2017/2018）、医学書院）を見てみることにしました。

> 　えーと……。自己知覚の領域のところを見ると、ここに含まれている看護診断は……、ああ、こうなっているんだ（ 図2 ）。
>
> 　自己知覚のところは、 図2 のように3つの類があるんだ。この解説は確か前に書いてあったし（p.30）、私も読んだわよね。自己概念の類には、"絶望感"、"希望促進準備状態"、"人間の尊厳毀損リスク状態"、"自己同一性混乱"、"自己同一性混乱リスク状態"、"自己概念促進準備状態"と6つも看護診断があるのね……。
>
> 　自尊感情には、"自尊感情慢性的低下"、"自尊感情慢性的低下リスク状態"、"自尊感情状況的低下"、"自尊感情状況的低下リスク状態"の4つの看護診断があるのね……。
>
> 　あとは、ボディイメージの類に"ボディイメージ混乱"があるんだ……。
>
> 　これら全部の定義、診断指標、関連因子、危険因子を見なくちゃいけないってことよね。
>
> 　これは大変だ……。やっぱり今回は解説書を見ることにしよう。

図2　NANDA-I看護診断の領域6：自己知覚の構造

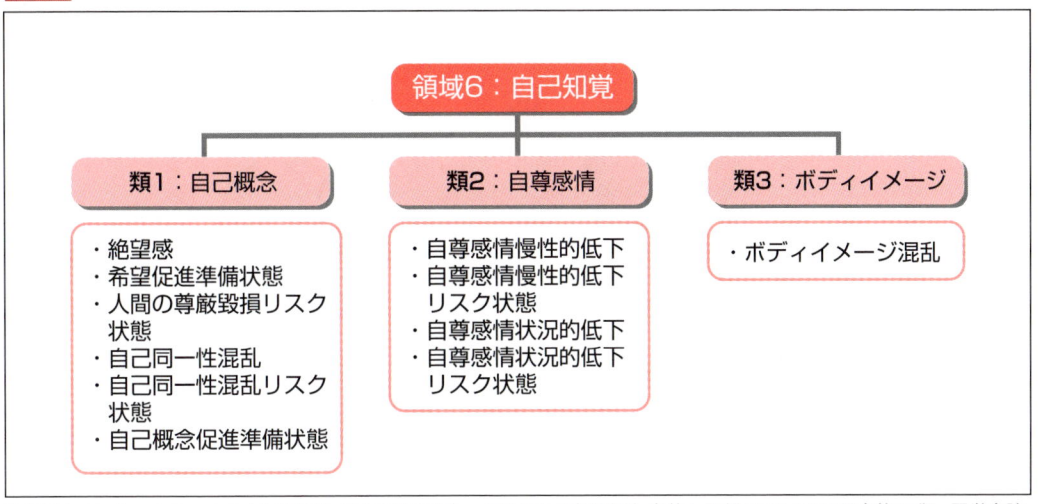

NANDA インターナショナル／上鶴重美（2017/2018）．NANDA-I看護診断 定義と分類2018-2020原書第11版．医学書院，p.327．より許諾を得て転載

　ゆう子はNANDA-I看護診断を使うのは今回がはじめてだったので、解説書に頼ることにしました。

M氏の"健康問題に対する反応"を考える

　M氏の全体像を見て、看護師が援助しなければならないM氏の"健康問題に対する反応"を、読者はどう考えただろうか？

　M氏はストレス状況下にありながらもコーピングは効果的になされていると推測した。しかしながら、M氏は自分自身の価値や身体を否定的に捉えていることが推測された。ということは、自己知覚に分類されている看護診断の中でも、類2の自尊感情と類3のボディイメージに含まれている看護診断を検討してみる必要があろう。

　全体像から考えてみると、M氏は将来的には両親に甘えるのではなく独立した生計をも

とうと考えている。そのことから、自分自身の存在自体を否定的に見ているのではなく、機械がなくては生きていけないと言ったり、障害者だからという悪いイメージで自分を見たりしているところから、自己の価値を低く見たり、あるいは、自己の身体について否定的な見方をしていると推測できる。

　したがって、ここにリストしたように、"自尊感情慢性的低下"、"自尊感情慢性的低下リスク状態"、"自尊感情状況的低下"、"自尊感情状況的低下リスク状態"、"ボディイメージ混乱"の5つの看護診断から、M氏にもっともふさわしい看護診断を考えてみよう。各定義を見てみよう。

●自尊感情慢性的低下

　まず、"自尊感情慢性的低下"を見てみる。定義は、"自己能力についての否定的な評価や感情が、3か月以上続く状態"とある。

　M氏の場合、人工血液透析を行ってからま

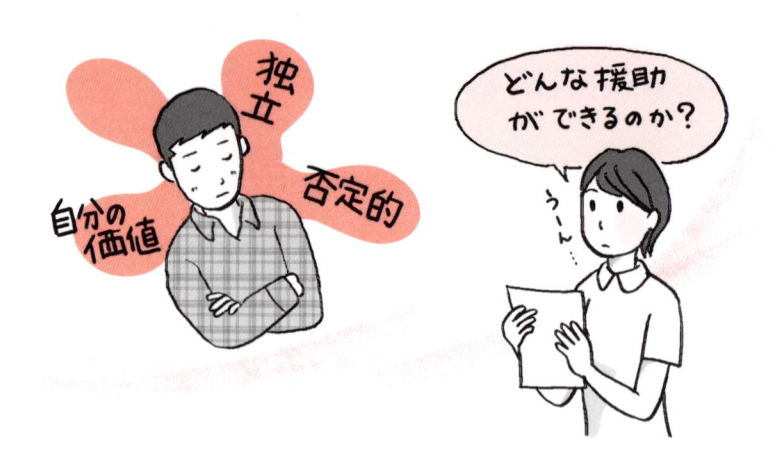

だ日が浅いので、"慢性的"、つまり、3か月以上続く状態とは考えられない。したがって、この看護診断は該当しないと考えられる。

●自尊感情慢性的低下リスク状態

次に、"自尊感情慢性的低下リスク状態"を見てみる。

定義は、"自己能力についての否定的な評価や感情が、長期間にわたって起こりやすく、健康を損なうおそれのある状態"とある。

上記の "自尊感情慢性的低下" と同じように、M氏の場合、人工血液透析を行ってからまだ日が浅いので、長期にわたって起こりやすい状態とは考えられない。したがって、この看護診断も該当しないと考えられる。

●自尊感情状況的低下

次に、"自尊感情状況的低下"を見てみる。

定義は、"現状に対して、自己価値の否定的な見方が生じている状態"とある。

M氏は人工血液透析を受けなければならない、という状況にともなって自己価値を否定的に捉えていることが推測される。したがって、この看護診断は該当するのではないかと

推測できる。しかしながら、診断指標や関連因子を見てみなければ何とも判断できない。

●自尊感情状況的低下リスク状態

次に、"自尊感情状況的低下リスク状態"を見てみる。

定義は、"現状に対して、自己価値の否定的な見方が生じやすく、健康を損なうおそれのある状態"とある。

上記と同様に、M氏は人工血液透析を受けなければならない、という状況にともなって自己価値を否定的に捉えているのではないかという可能性も予測される。したがって、この看護診断も該当するのではないかと推測できる。しかしながら、危険因子を見てみなければ何とも判断できない。

●ボディイメージ混乱

最後に、"ボディイメージ混乱"を見てみる。

定義は、"心の中に描き出される自分の姿・形が混乱している状態"とある。

M氏は人工血液透析を受けなければならない、という状況にともなって自己価値を否定的に捉えているのではないかと考えてきた経

表16　"自尊感情状況的低下"の診断指標と関連因子等（該当するものは、赤字で理由を示した）

※赤字は著者による補足説明

診断指標
☐無力感
☐優柔不断な態度
☐自己主張的でない振る舞い
☐目的がない
■自己否定的な発言（M氏は機械なしでは生きられない、障害者だ、と自己を否定的に受けとめているので該当すると考えた）
■自己価値に対する挑戦的な状況（M氏は、これからが大変ですね、と言いながらも、社会生活を維持させていこう、両親に甘えず独立していこうというような挑戦がうかがわれるので該当すると考えた）
☐状況への対処能力を過小評価する

関連因子
■ボディイメージの変化（M氏は機械なしでは生きられない身体である、障害者だと受けとめているので該当すると考えた）
■社会的役割の変化（定期的に人工血液透析を受ける治療継続のために健常者と同様の通常の社会的な役割を遂行できず、職場に勤務体制を調整してもらって現在の仕事を続けており、該当すると考えた）
☐価値観に合わない行動
■環境をコントロールする力の低下（治療の継続や身体症状があることから無理はできない身体であり、慢性腎不全とともに生涯生きていかなければならないことから、環境をコントロールすることができないこともあり、該当すると考えた）
☐あまり正当に評価されていない
☐無力感のパターン
☐非現実的な自己期待

ハイリスク群（該当するもの）
■喪失の経験がある（M氏は慢性腎不全によって、正常な腎機能を喪失している）

関連する状態（該当するもの）
■機能障害（M氏は慢性腎不全である）
■身体的疾患（M氏は慢性腎不全である）

NANDAインターナショナル／上鶴重美．（2017/2018）．NANDA-I看護診断 定義と分類2018-2020原書第11版．医学書院，pp.339-340. より許可を得て転載

緯から、M氏は自分自身の姿や形に対して混乱しているのではないと考えられる。したがって、この看護診断も該当しないと考えられる。

以上から、該当するのではないかと推測できた"自尊感情状況的低下"および"自尊感情状況的低下リスク状態"の2つの看護診断のうち、どちらがM氏にふさわしいのかどうかを、診断指標、関連因子、危険因子を、【ハイリスク群】と【関連する状態】も併せて検討したうえで、考えていくことにしよう。

それでは、"自尊感情状況的低下"の診断指標と関連因子等と、"自尊感情状況的低下リスク状態"の危険因子等を見てみよう（**表16**、**表17**）。

表17 "自尊感情状況的低下リスク状態"の危険因子等（該当するものは、赤字で理由を示した）

※赤字は著者による補足説明

危険因子
- ■ボディイメージの変化（M氏は機械なしでは生きられない身体である、障害者だと受けとめているので該当すると考えた）
- ■社会的役割の変化（定期的に人工血液透析を受ける治療継続のために健常者と同様の通常の社会的な役割を遂行できず、職場に勤務体制を調整してもらって現在の仕事を続けており、該当すると考えた）
- □価値観に合わない行動
- ■環境をコントロールする力の低下（治療の継続や身体症状があることから無理はできない身体であり、慢性腎不全とともに生涯生きていかなければならないことから、環境をコントロールすることができないこともあり、該当すると考えた）
- □あまり正当に評価されていない
- □無力感のパターン
- □非現実的な自己期待

ハイリスク群（該当するもの）
- ■喪失の経験がある（M氏は慢性腎不全によって、正常な腎機能を喪失している）

関連する状態（該当するもの）
- ■機能障害（M氏は慢性腎不全である）
- ■身体的疾患（M氏は慢性腎不全である）

NANDA インターナショナル／上鶴重美．（2017/2018）．NANDA-I看護診断 定義と分類2018-2020原書第11版．医学書院，p.341．より許可を得て転載

以上の検討結果から、M氏に該当すると考えられた診断指標および危険因子の数は大きく変わらないが、"自尊感情状況的低下"と"自尊感情状況的低下リスク状態"のうち、M氏の現在の状態により近いのは、"自尊感情状況的低下リスク状態"と考えた。

それでは、この"自尊感情状況的低下リスク状態"という看護診断に対して看護成果と看護介入を考えていくこととする。

看護診断は定義や診断指標、関連因子、そして危険因子が患者様に該当するのかどうかを、しっかりチェックしないといけないってことね……。それも、単にチェックするだけではなくて、その患者様に該当するときはその理由も考えなくちゃいけないってことか……。だから、患者様の行動のアセスメントをしっかりしておかなくちゃ、理由をしっかり考えることはできないね……。M様に、この"自尊感情状況的低下リスク状態"が一番いい選択肢だってことはよくわかった。

でも、この先の看護成果と看護介入っていうのも、今まで自由な言葉で考えていたけど、看護成果分類や看護介入分類を使って選ぶってことなのか。

これはついていくのが大変だあ。こりゃあ、主任さんに助けてもらわなくっちゃだめだわ……。

7

NOC（看護成果分類）とは？
NIC（看護介入分類）とは？

　ちょうど昼食休憩のときに食堂の廊下で主任さんに出会ったので、NOCとNICのことを教えてもらおうと再度依頼してみました。

以前にも主任さんに指導してもらいましたが、時間が経ってしまい忘れてしまっていたのです。

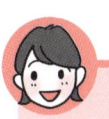
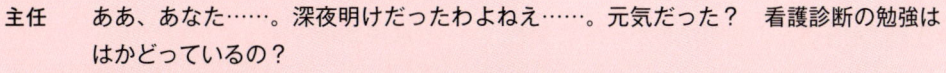

ゆう子　ああ、主任さん……。お久しぶりです。

主任　ああ、あなた……。深夜明けだったわよねえ……。元気だった？　看護診断の勉強ははかどっているの？

ゆう子　それなんですけど……。やっと事例の看護診断の次に行くことになったんですけど、NOCやNICってなんだか難しそうで、もう一度わかりやすく教えていただけると助かるんですけど……。

主任　いいわよ。うちの病院にも電カルが入るでしょ。そのときにNOCもNICも入れるそうよ。今は時間がないから夕方に時間をつくるわ。

ゆう子　ありがとうございます。助かります。じゃあ、夕方にお願いします。

主任　この機会に病棟のみんなにも説明したいから、日勤者を何人か集めておいてね。

　ゆう子はやっぱ主任さんは"神様だ"と思いました。そして説明が聞けると意気込んで

夕方、何人かを連れて主任さんの説明を聞くことにしました。

主任　みんなお疲れ様！　そんなときに悪いんだけど、今度うちの病院の電カルにも入ることになったNOCとNICのことを少しだけ説明するわね。
　詳しくは、全病棟に配布されたこの新しいNOCとNICの本を読んで勉強してね。
　今まで私たちは看護問題、看護目標、行動計画の3つで看護計画を立案してたわよね。看護問題のところはNANDA-I看護診断を使うってことはわかっているよね。

ゆう子たち　はい……。そりゃあ、わかってます……。

> **主任** でね、看護目標ってところにはね、今度からはNOC、つまり、看護成果分類っていうのを使うのよ。看護目標っていうのは、今までは看護問題が解決された結果、どこに患者さんが到達するのかを表現してたわよね。たとえば、不安っていう看護問題だったら、「不安が軽減する」とか……。
> でもね、NOCっていうのは看護成果という考え方でね、患者さんが到達する目標じゃなくて、看護問題、つまり看護診断が解決された状態、もっと言えば、私たちナースが患者さんを援助して導いた結果＝（イコール）看護援助の成果っていう考え方なのよ。
>
> **ゆう子たち** はあ……山の頂上が目標だとすれば、患者さんをその山の頂上、つまり、目標に行けるように援助することじゃないってことですかあ……。
>
> **主任** そうね。目標じゃなくって成果。成果っていうのは、私たちナースが援助してどんな状態に患者さんがなるかってことを表現するという意味よ。だって、いつも山の頂上へ導けるわけじゃないわよね。山の中腹だって、そこへ患者さんを導くことができれば、それだって看護援助の成果になるわよね……。
> （ぽかんとしているゆう子たちを見て主任は）
> みんな今日は疲れているようだし、今日はここらへんまでにしておくわよ。あとは本をしっかり読んでね。
> 次からは定期的に勉強会を開くことにするからね。

ゆう子は主任さんの説明がわかったようでよくわからない心境でした。この分厚い本を読むって大変だなあ、と思い、いつもお世話になっている解説書に頼ることにしました。

＜解説本から＞

p.65でも説明した通り、NOCとは看護成果分類、"Nursing Outcomes Classification"の頭文字をとって、NOCと言う。

現在最も新しい邦訳は、2018年に出版され

表18 看護成果分類"不安のレベル"の定義と指標、測定尺度

定義：特定できない要因から生じる著しい心配、緊張、気がかりの重症度					
	激しい	かなり	中程度	軽度	なし
指標：					
不穏状態	1	2	3	4	5
落ち着かない様子で行ったり来たりする	1	2	3	4	5
手を握りしめる	1	2	3	4	5
活動亢進	1	2	3	4	5
苦悩	1	2	3	4	5
落ち着かない	1	2	3	4	5

Moorhead, S., Swanson, E., Johnson, M., & Maas, M.L./黒田裕子, 聖隷浜松病院看護部. (2018/2018). 看護成果分類（NOC） 成果測定のための指標・測定尺度 原著第6版. エルゼビア・ジャパン, pp.633-634. より許可を得て抜粋して転載

た原著第6版である。NOC第6版は7領域、34類、540の成果から構成される。NOCの分類構造は、領域・類・成果・成果指標・測定尺度からなる。1つの成果を取り上げて紹介しておこう（表18）。

"不安のレベル"は成果名である。1つ1つの成果名はすべて明確に定義されている。成果名に含まれている指標は、30～50ある。また、5段階のリッカート尺度である測定尺度を含んでいる。

不安のレベルは、「激しい：1」～「なし：5」であり、もっとも悪い状態は「1」で、もっともよい状態は「5」である。すべての成果名は、「1」～「5」で評価することとなっている。測定尺度はすべて明確に決められて

おり、1つの測定尺度をもつ成果名から、2つの測定尺度をもつ成果名まである。

成果は 表19 に示した評価基準がある。看護成果は、看護介入との関連性を明確に位置づけたものである。

> 主任さんが言ってたけど、目標じゃなくて、看護援助の結果の状態ってことかあ……。今まで看護問題の評価は数字で書いたりしてないから、「1」～「5」までで評価するって、できるかなあ……。慣れてくるのかなあ……。指標もいっぱいあるなあ……。全部使わないといけないのかなあ……。定義もなんか、難しそうだなあ。
> まあ、みんなに聞きながら使えばいいのかな。"不安のレベル"って、不安っていう看護診断の成果に使うのかなあ。いつも使うってことじゃないのかもしれない。また主任さんに聞くしかないね。

表19 看護感受性を評価するための基準

看護介入は、肯定的な成果を生みだした。
看護介入は、肯定的な成果に影響を与えた。
看護介入は、成果を生みだすこと、成果に影響を与えることを目指して実行された。

Moorhead, S., Swanson, E., Johnson, M., & Maas, M.L./黒田裕子, 聖隷浜松病院看護部. (2018/2018). 看護成果分類（NOC） 成果測定のための指標・測定尺度 原著第6版. エルゼビア・ジャパン, p.12. より許可を得て抜粋して転載

病棟のスタッフは電カルにNOCとNICが入ると聞いて、みな、がんばって本を読んだり、解説書を読んだりしてそれぞれに勉強をしていました。そこで、主任さんは定期的な勉強会を開催することとしました。

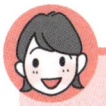

主任 じゃあ、今日はNOCの基本について説明するわよ。NOCというのは、看護成果分類っていう意味。英語表記の頭文字をとってNOCって言うのよ。人の名前じゃないからね。定義はね、NOCのp.4のところを見てね。
「看護介入に反応して連続体に沿って測定される個人・家族・地域社会の状態、行動、もしくは認知である。成果は、測定尺度を用いて連続体に沿って測定可能な変動する概念である。成果は、期待する目標としてよりもむしろ、患者・介護者・家族・地域社会の状態、行動、もしくは認知を反映する概念として述べられる」
ちょっと難しいけど、看護介入の結果の患者さんの状態や行動や認知だって書いてあるわよね。患者さん個人だけじゃなくて、家族や地域社会にも成果があるっ

ここまでの説明を聞いて、ゆう子はある程度の混乱はありますが、一応、何となくNOCがわかったような気がしてきました。

あとは復習あるのみ、「がんばるぞ！」と思いを新たにしました。

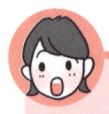

次はNICかあ。
主任さんの勉強会の前に解説書を読んで予習しておこう。

<解説本から>

p.62でも解説した通り、NICとは看護介入分類、"Nursing Interventions Classification"の頭文字をとって、NICと言う。

現在最も新しい邦訳は、2018年に出版された原著第7版である。NIC第7版は7領域、30類、565の介入から構成される。NICの分類構造は、領域・類・介入・行動からなる。1つの介入を取り上げて紹介しておこう（ 表20 ）。

表20 看護介入分類"不安軽減"の定義と行動

定義：予期される危険について、その特定されない原因に対する憂慮・恐れ・不吉な予感・不安を最小限に抑えること

行動
- □落ち着いた、安心させるようなアプローチを用いる
- □患者の行動に対しての期待を明確に述べる
- □感覚的なものも含め、処置の間に患者が経験しうることを、すべての処置において患者に説明する
- □ストレスのかかる状況に対する患者の認識を理解するよう努める
- □診断、治療、予後に関して事実に基づいた情報を提供する
- □安全を確保し、不安を軽減させるために患者とともにいる

Butcher, H.K., Bulechek, G.M., Dochterman, J.M., & Wagner, C.M./ 黒田裕子，聖隷浜松病院看護部. (2018/2018). 看護介入分類（NIC）原書第7版. エルゼビア・ジャパン, p.577. より許可を得て抜粋して転載

"不安軽減"は介入名である。1つ1つの介入名はすべて明確に定義されている。介入名に含まれている行動は、30～50ある。

看護介入分類は、看護成果分類に比べると行動だけで簡単な感じだなあ。でも、この行動の数は半端じゃないほど多いなあ。

そうこうしている間に次の勉強会が始まりました。

主任 じゃあ、今日はNICの基本について説明するわよ。NICというのは、看護介入分類っていう意味。NOCと同じように、英語表記の頭文字をとってNICって言うのよ。人の名前じゃないからね。定義はね、NICのp.xviiiのところを見てね。

「**看護介入は、看護師が患者／クライエントの成果を高めるために行う臨床判断と知識に基づいたあらゆる治療である**」

看護成果に比べたらわかりやすいわよね。介入には行動が含まれているから、行動の定義も見ておきましょう。p.xviiiの次のところを見てね。

「**看護行動は介入を実践するために看護師が行う特定の行為や行動であり、患者が望ましい成果に向かうように導くためのものである。看護行動は、具体的なレベルでの行動である。一連の行動は、介入を実践するために必要である**」

介入は治療って書いてあるわよね。NOCと同じように、患者さん個人に対する介入だけじゃなくて、家族や地域社会にも介入があるの。"不安軽減"っていう介入を見てみるとわかりやすいから、NICのp.577を見てね（前出）。

ゆう子 主任さん、ちょっといいですかあ……。

主任 なにか質問？

ゆう子 はい……。あのう、NOCと同じように、NICも行動がいっぱいあって、これ全部使うんですか？　ちょっと無理なような気がして。

主任 ああ、それは違うわ。NOC同様、患者さんに該当する行動を選んで使うのよ。

ゆう子 ああ、よかったです。

主任 じゃあ、続けるわよ。で、今一番新しい訳では565も介入があるの。これを全部かた

っぱしから見ると大変だから、看護診断やNOCと同じように分類構造から各介入に入っていって選ぶのよ。分類構造も電カルに入るからね。領域→類→介入って順に選んでいけばいいのよ。

領域は7つあって、各領域には複数の類があるの。類の中に1つ1つの介入が含まれているってことよ。

NICのp.44〜45を見てね。これが領域と類の全貌よ。NICのp.46〜61を見れば、1つ1つの介入がどの領域のどの類に含まれているかがわかるから、電カルが入る前に、ここの部分をよく見ておいてね。

　ゆう子は、NOCやNICの基本を主任さんに聞いて、「そうか、あとは分類構造の理解か！」と、意気込みました。それにしても、「こんなに膨大な量を覚えるなんてあり得な

いな」と、戸惑いも感じました。

　そして、ようやくM氏の事例に戻ることができました。

8 看護診断からNOC、NICへ

"自尊感情状況的低下リスク状態"の看護成果と看護介入をNOCとNICから考える

さて、M氏に挙げられたNANDA-I看護診断"自尊感情状況的低下リスク状態"の看護成果と看護介入を考えてみよう。 図3 を見てみよう。

"自尊感情状況的低下リスク状態"が、看護介入によってどのような状態になることをめざすかを先に考えるために、まずは成果をNOCから成果名で考えてみる。そのうえ

で、どのような看護介入を行うのかをNICから介入名で考えてみる。

これらNOCとNICの選定は、分類構造からはじめる。

● NOCの分類構造を見る

"自尊感情状況的低下リスク状態"は、領域6の自己知覚に分類されている心理的な側面の診断名である。

したがって、NOCの分類構造から、心理的な側面を含む領域を見てみる。それは領域Ⅲの"心理社会的健康"であり、定義は「心

図3 看護成果→看護介入の思考の流れ

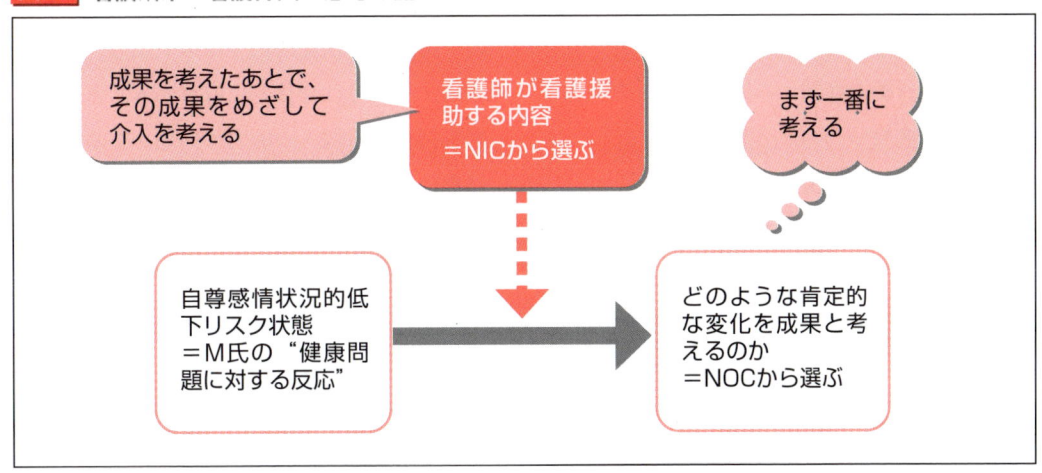

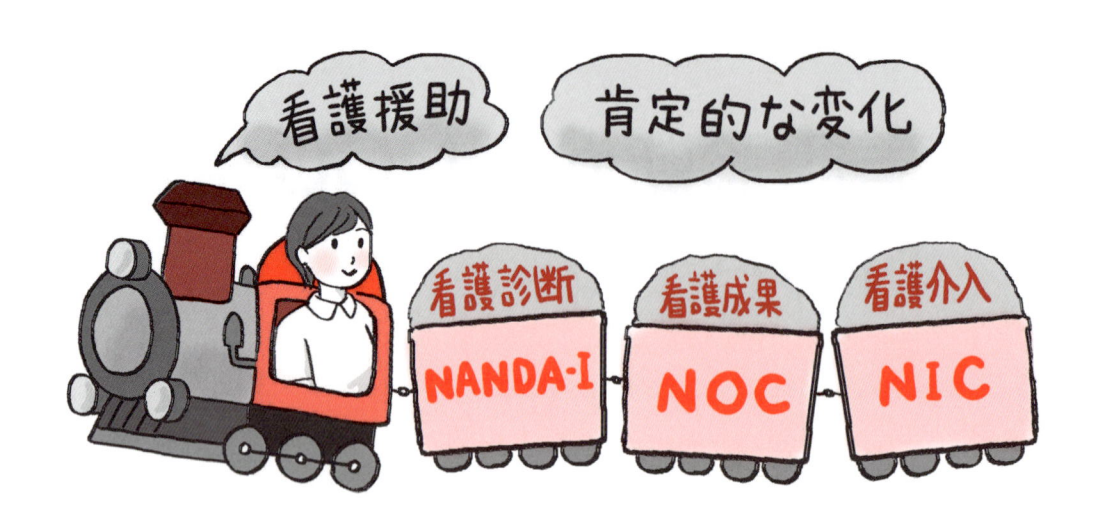

理的、社会的機能を説明する成果」である。この領域に含まれている類は、以下の４つである。

類M：心理的安寧状態
　　定義：個人の情緒的健康と関係する自己認知を説明する成果
類N：心理社会的適応
　　定義：変化した健康、もしくは生活環境に対する個人の心理的、もしくは社会的適応を説明する成果
類O：自己コントロール
　　定義：自己、もしくは他者に対して情緒的、もしくは身体的に有害かもしれない行動を抑制する個人の能力を説明する成果
類P：社会的相互作用
　　定義：個人の他者との相互関係を説明する成果

Moorhead, S., Swanson, E., Johnson, M., & Maas, M.L./黒田裕子，聖隷浜松病院看護部. (2018/2018). 看護成果分類（NOC）　成果測定のための指標・測定尺度原著第6版. エルゼビア・ジャパン，pp.92-93. より許可を得て抜粋して転載

　各類の定義を見て、M氏の"自尊感情状況

的低下リスク状態"の成果を含んでいると考えられる適切な類は、類Mの"心理的安寧状態"、「個人の情緒的健康と関係する自己認知を説明する成果」ではないかと考えられる。

　類Nの"心理社会的適応"は、「個人の心理的、もしくは社会的適応を説明する成果」であり、M氏の"自尊感情状況的低下リスク状態"は、心理的、社会的な適応に問題があるわけではない。

　また、類Oの"自己コントロール"は、「自己、もしくは他者に対して情緒的、もしくは身体的に有害かもしれない行動を抑制する個人の能力を説明する成果」であり、M氏の"自尊感情状況的低下リスク状態"は、情緒的、もしくは身体的に有害かもしれない行動を抑制する個人の能力に問題があるわけではない。

　さらに、類Pの"社会的相互作用"は、「個人の他者との相互関係を説明する成果」であり、M氏の"自尊感情状況的低下リスク状態"は、他者との相互関係に問題があるわけではない。

　ということで、類M："心理的安寧状態"

に含まれている成果を見てみる。

□生きる意欲

□希望

□恐怖のレベル

□恐怖のレベル：小児

□興奮のレベル

□個人のアイデンティティ

□孤独感の重症度

□自己認識

□自尊感情

□社会不安のレベル

□情緒の安定

□ストレスレベル

□性同一性

□動機

□パニックのレベル

□不安のレベル

□ボディイメージ

□抑うつ状態のレベル

Moorhead, S., Swanson, E., Johnson, M., & Maas, M.L./黒田裕子，聖隷浜松病院看護部．(2018/2018)．看護成果分類（NOC） 成果測定のための指標・測定尺度原著第6版．エルゼビア・ジャパン，p.92. より許可を得て抜粋して転載

　これらの中から、M氏のNANDA-I看護診断 “自尊感情状況的低下リスク状態” の成果を考えることから、もっとも一貫しているよ

表21 看護成果分類 “自尊感情” の定義と指標、測定尺度

定義：自己の価値に関する主観的な評価

指標：	まったく肯定的でない	まれに肯定的	ときどき肯定的	しばしば肯定的	一貫して肯定的
□自己受容について言葉にする	1	2	3	4	5
□自己の限界の受容	1	2	3	4	5
□直立姿勢の維持	1	2	3	4	5
□アイコンタクトの維持	1	2	3	4	5
□自己について述べる	1	2	3	4	5
□他者に対する配慮	1	2	3	4	5
□開放的なコミュニケーション	1	2	3	4	5
□自分にとっての重要な役割の遂行	1	2	3	4	5
□身だしなみや清潔の維持	1	2	3	4	5
□集団内での発言と傾聴のバランス	1	2	3	4	5
□自信の程度	1	2	3	4	5
□他者からの賞賛の受容	1	2	3	4	5
□他者に期待する反応	1	2	3	4	5
□建設的な批判の受容	1	2	3	4	5
□他者に立ち向かう意欲	1	2	3	4	5
□仕事での成功について述べる	1	2	3	4	5
□学校での成功について述べる	1	2	3	4	5
□社会集団での成功について述べる	1	2	3	4	5
□自己のプライドについて述べる	1	2	3	4	5
□自己の価値についての感情	1	2	3	4	5

Moorhead, S., Swanson, E., Johnson, M., & Maas, M.L./黒田裕子，聖隷浜松病院看護部．(2018/2018)．看護成果分類（NOC） 成果測定のための指標・測定尺度 原著第6版．エルゼビア・ジャパン，p.349. より許可を得て抜粋して転載

うに推測できる"自尊感情"を見てみること
にする（ 表21 、p.133）。

　成果の"自尊感情"は、「自己の価値に関
する主観的な評価」と定義されている。各指
標は、「まったく肯定的でない：1」から「一
貫して肯定的：5」の測定尺度で評価するこ
ととなる。

　指標の1つ目の「自己受容について言葉に
する」であれば、患者が自分自身を受容でき
ていないこと、たとえば、「私はダメな人間
でどうしようもないんです。私なんて誰から
も評価されないし、そんな自分をどうしても
好きにはなれないし、受けとめきれないでい
るんです……」というように、自分自身の価
値を認められず、受容もできていないことを
言葉に出しているならば、「肯定的でない」
となる。

　逆に、患者が自分自身の価値を認め、そう
いう自分を受容できていること、たとえば
「これが私なんです。こんな私でも周りから
もそれなりに認めてもらっているんです。私
はこんな私でこれからも生きていきます
……」などというように、言葉に出して自分
自身の価値と受容を表現しているならば、
「肯定的」となる。

　さて、今まで見てきたM氏の"自尊感情状
況的低下リスク状態"は、以下の危険因子が
該当した。再確認しておこう。

〈該当した危険因子〉
■ボディイメージの変化（M氏は機械なしで
　は生きられない身体である、障害者だと受
　けとめているので該当すると考えた）
■社会的役割の変化（定期的に人工血液透析

を受ける治療継続のために健常者と同様の
通常の社会的な役割を遂行できず、職場に
勤務体制を調整してもらって現在の仕事を
続けており、該当すると考えた）
■環境をコントロールする力の低下（治療の
継続や身体症状があることから無理はでき
ない身体であり、慢性腎不全とともに生涯
生きていかなければならないことから、環
境をコントロールすることができないこと
もあり、該当すると考えた）

　さて、ここからはNOCの成果指標の選定
方法である。

　M氏の"自尊感情状況的低下リスク状態"
であるが、上記の危険因子が1つも該当しな
かったら、この"自尊感情状況的低下リスク
状態"は存在しないことになる。

　したがって、成果の指標はこれらの危険因
子がなくなることを確認するために選定する
ことになる。つまり、表裏の関係である。

　"自尊感情状況的低下リスク状態"はリス
ク型なので危険因子であるが、問題焦点型の
場合は、診断指標がなくなることを確認する
ために選定することになる。

　この選定方法を受けて、
・"ボディイメージの変化"に対しては→"自
　己について述べる"
・"社会的役割の変化"に対しては→"自分
　にとっての重要な役割の遂行"、"仕事での
　成功について述べる"
・"環境をコントロールする力の低下"に対し
　ては→"自信の程度"、"自己の価値につい
　ての感情"
を選定した。
　5段階評定の「1」～「5」のどれが該当す

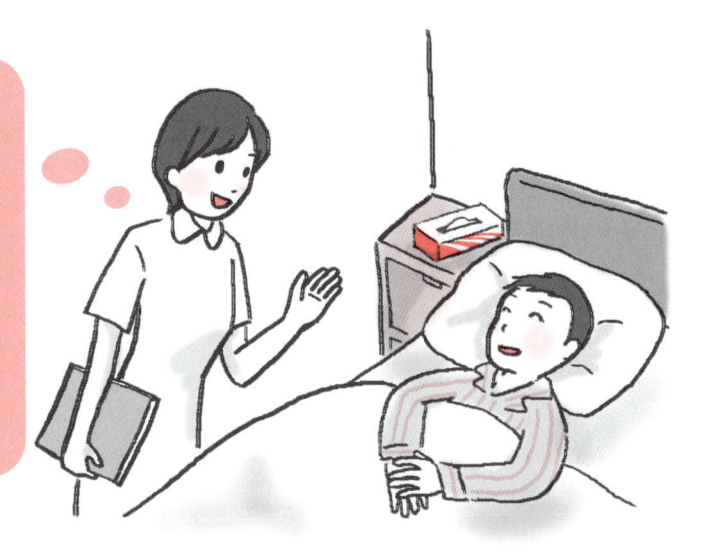

るのかについては、M氏の場合の"自尊感情状況的低下リスク状態"はリスク型である。したがって、現在は"自尊感情状況的低下"は生じておらず、生じる危険性がある、ということである。したがって、NOCの成果指標についても、現在はすべて「5」の「一貫して肯定的」であり、これを「5」のままに維持することが看護介入の焦点になる。

それでは次に、NICから介入を選定していこう。

●NICの分類構造を見る

さて、NOCの場合と同様に、分類構造から見てみる。

"自尊感情状況的低下リスク状態"は、領域6の"自己知覚"に分類されている心理的な側面の診断名である。NOCの分類構造からも、心理的な側面を含む領域である領域Ⅲの"心理社会的健康"を見てみた。

同様にNICの分類構造からも、心理的な側面を含む領域である領域Ⅲの"行動的"を見てみよう。定義は、「心理社会的機能を支援し、ライフスタイルの変容を促進するケア」である。この領域に含まれている類は、以下の6つである。

類O：行動療法
　　定義：望ましい行動を強化、もしくは促進し、望ましくない行動を変容させる介入
類P：認知療法
　　定義：望ましい認知機能を強化、もしくは促進し、望ましくない認知機能を変容させる介入
類Q：コミュニケーション強化
　　定義：言語的、非言語的メッセージを伝えること、および受けとることを促進する介入
類R：コーピング援助
　　定義：他者が自身の長所を形成し、機能の変化に適応し、もしくは機能のより高い水準に到達するのを援助する介入
類S：患者教育
　　定義：学習を促進する介入
類T：心理的安楽促進
　　定義：心理的技法を用いて安楽を促進する介入

Butcher, H.K., Bulechek G.M., Dochterman, J.M., & Wagner, C.M./黒田裕子, 聖隷浜松病院看護部. (2018/2018). 看護介入分類（NIC）原書第7版. エルゼビア・ジャパン, p.44.より許可を得て転載

各類の定義を見て、M氏の"自尊感情状況的低下リスク状態"の成果を含んでいると考えられる適切な類は、類Rの"コーピング援助"、「他者が自身の長所を形成し、機能の変化に適応し、もしくは機能のより高い水準に到達するのを援助する介入」ではないかと考えられる。

M氏は人工血液透析を受けながら一生涯治療を継続することが必要な慢性腎不全に罹患するという状況に直面し、「自分は機械なしじゃ生きられない身体だ、障害者だ」と自らを否定的に受けとめている。このような機能の変化に適応することが必要とされることから、類Rの"コーピング援助"が適切であると考えた。

類Oの"行動療法"は、「望ましい行動を強化、もしくは促進し、望ましくない行動を変容させる介入」であり、M氏の場合は望ましい行動や望ましくない行動が観察されているわけではないので該当しないと考えられる。

類Pの"認知療法"は、「望ましい認知機能を強化、もしくは促進し、望ましくない認知機能を変容させる介入」であり、M氏の場合は認知機能に問題があるわけではないので該当しないと考えられる。

類Qの"コミュニケーション強化"は、「言語的、非言語的メッセージを伝えること、および受けとることを促進する介入」であり、M氏の場合はコミュニケーションに問題があるわけではないので該当しないと考えられる。

類Sの"患者教育"は、「学習を促進する介入」であり、M氏の場合は学習を促進するわけではないので該当しないと考えられる。

類Tの"心理的安楽促進"は、「心理的技法を用いて安楽を促進する介入」である。M氏の場合、心理的技法を用いてまで安楽を促進しなければならない状態ではないので該当しないと考えられる。

ということで、類Rの"コーピング援助"に含まれている介入を見てみる。多数の介入が分類されているために、ここでは該当しないと考えられる介入は省く。

- ☐ 価値明確化
- ☐ 気分管理
- ☐ コーピング強化
- ☐ 自己効力感強化
- ☐ 自己尊重強化
- ☐ 役割強化
- ☐ ライフスキル強化

Butcher, H.K., Bulechek, G.M., Dochterman, J.M., & Wagner, C.M./黒田裕子, 聖隷浜松病院看護部. (2018/2018). 看護介入分類（NIC）原書第7版. エルゼビア・ジャパン, p.54. より許可を得て抜粋して転載

これらの中から、M氏のNANDA-I看護診断"自尊感情状況的低下リスク状態"、成果"自尊感情"と、もっとも一貫しているように推測できる"自己尊重強化"をまず見てみることにする（ 表22 ）。

"自己尊重強化"の定義は、「自己価値に対する自身の判断力を高めるために患者を支援すること」である。

ここには多数の行動が収められており、M氏にとってふさわしい行動を選択することにしよう。すでに、NANDA-I看護診断"自尊感情状況的低下リスク状態"の危険因子と成果"自尊感情"の指標は選定した。

介入の行動は、成果指標が「5」を維持することをめざして、また、危険因子がなくな

表22 介護介入分類 "自己尊重強化" の定義と行動

定義：自己価値に対する自身の判断力を高めるために患者を支援すること

行動

□患者の自己価値に関する主張を観察する

□患者のローカスオブコントロール（locus of control；統制の所在）を確認する

□患者の自分自身の判断に対する自信を確認する

□患者の長所を明らかにすることを奨励する

□自己受容ができるように患者を援助する

□他人とのコミュニケーションではアイコンタクトをとることを奨励する

□患者が確認した患者自身の長所を強化する

□患者が自分について語り、自分の日常に関する肯定的な思考を言葉にすることを奨励する

□患者の自律性を高めるような体験を提供する〔**適切な場合**〕

□他者からの肯定的な反応を認識できるよう、患者を援助する

□否定的に批評することを避ける

□いじめやからかいに対処できるよう患者を援助する

□状況に対処するための患者の能力に対する信頼を伝える

□より高い段階の自尊感情に到達するために、現実的な目標が設定できるよう、援助する

□他者に依存することを受け入れるよう、患者を援助する〔**適切な場合**〕

□自分自身に対する否定的な認識を再度見直すことができるよう、患者を援助する

□自分の責任を増やすことを奨励する〔**適切な場合**〕

□患者の自己価値に対する感情がピアグループ（仲間集団）に及ぼす影響を明らかにできるよう、患者を援助する

□過去の成功事例を探索する

□自己批判や罪悪感の根拠を探索する

□自分の行動を評価することを患者に奨励する

□新たな挑戦を受け入れるよう、患者に奨励する

□目標達成への患者の進歩に対して報酬を提供したり褒めたりする

□自尊感情を高めるような環境や活動を促進する

□自尊感情における文化、宗教、人種、性別、年齢の重要性を認識できるよう、患者を援助する

□子どもの肯定的な自己概念の発達に関する親の関心と支援の重要性について親を指導する

□明確な期待を子どもとともに設定し、制限を設けるよう、親を指導する

□子どもの成し遂げたことを認めるよう、親を指導する

□自分を否定するような発言頻度を観察する

□目標達成に向けて最後まで遂行するための能力の欠如について観察する

□自尊感情の程度を経時的に観察する〔**適切な場合**〕

□患者について肯定的な発言をする

Butcher, H.K., Bulechek, G.M., Dochterman, J.M., & Wagner, C.M./黒田裕子, 聖隷浜松病院看護部. (2018/2018). 看護介入分類（NIC）原書第7版. エルゼビア・ジャパン, pp.320-321. より許可を得て抜粋して転載

ることをめざして選定する。

　すでに危険因子に対する成果指標を選定したので、これに対する介入の行動を選定していこう。

●"ボディイメージの変化"に対しては→"自己について述べる"

　"ボディイメージの変化"は、M氏が「機械なしでは生きられない身体である」、「障害者だと受けとめている」のではないかと推測したことから該当すると考えた。

しかしこのような否定的な側面だけではなく、M氏の長所や周囲からの肯定的な反応から、自分自身を肯定的に述べることができることをめざせると考えた。

したがって、上記の"自己尊重強化"から、
☐ 患者の長所を明らかにすることを奨励する
☐ 他者からの肯定的な反応を認識できるよう、患者を援助する
の2つの行動を選定した。

●"社会的役割の変化"に対しては→"自分にとっての重要な役割の遂行"、"仕事での成功について述べる"

"社会的役割の変化"は、定期的に人工血液透析を受ける治療継続のために健常者と同様の通常の社会的な役割を遂行できず、職場に勤務体制を調整してもらって現在の仕事を続けており、該当すると考えた。

M氏が職場で無理をせず、周囲の者に仕事を任せることも重要ではないかと考えた。また、M氏が自分の価値を認め、その感情を職場の仲間に表出することでよい影響をもたらすのではないかと考えた。

したがって、上記の"自己尊重強化"から、
☐ 他者に依存することを受け入れるよう、患者を援助する〔適切な場合〕
☐ 患者の自己価値に対する感情がピアグループ（仲間集団）に及ぼす影響を明らかにできるよう、患者を援助する
の2つの行動を選定した。

●"環境をコントロールする力の低下"に対しては→"自信の程度"、"自己の価値についての感情"

"環境をコントロールする力の低下"は、

M氏は治療の継続や身体症状があることから無理はできない身体であり、慢性腎不全とともに生涯生きていかなければならないことから、環境をコントロールすることができないこともあり、該当すると考えた。

しかしながら、M氏自身の判断に基づいて可能な行動もあり、それによって自信を高めることがめざせると考えた。また逆境にあっても、M氏の自律性が高まるような体験をすることで自己価値を高められると考えた。

一方、現在社会生活を送っている日常生活で、職場の仲間や家族との関係性からM氏の自尊感情を高めるような環境や活動を促進できると考えた。また、現実的な目標設定が立てられるように援助し、M氏の自尊感情が高まることをめざせると考えた。

したがって、上記の"自己尊重強化"から、
☐ 患者の自分自身の判断に対する自信を確認する
☐ 患者の自律性を高めるような体験を提供する〔適切な場合〕
☐ 自尊感情を高めるような環境や活動を促進する
☐ より高い段階の自尊感情に到達するために、現実的な目標が設定できるよう、援助する
の4つの行動を選定した。

以上、NANDA-I看護診断、NOCから成果および成果指標、そして、NICから介入および行動を選定した。選定した3者を 表23 （p.140〜141）に示した。

ゆう子は、ケアプランまでを読み終えて、

ぼうっとしていました。解説に圧倒されてしまったからです。NOCやNICの解説書は復習してよく読んでいましたが、このような選定方法の詳細までは知らなかったので、M氏の事例でよくわかった、と思いました。

　こうやって選んでいくのね……。でも、いっぱいあるから分類構造から選んでいくのは難しいような気がする。少しでもNOCとNICの邦訳を読んでおいて、知っておいたほうがいいのかなあ……。

　ま、とにかく、この解説書のおかげで、何にもわからなかった私でも、ちゃんと最後まで勉強できて、何となくわかってきたんだから……。やっとスタート地点に立ったって感じがするわね。

　あとは、自分の病棟の患者様によい看護援助を提供できるために活かしていかなくてはね。これはあくまで、患者様の看護援助の質を高くするためにあるんだからって、主任さんも言っていたしなあ……。

　さあ、がんばろう！

　ゆう子は、とりあえずケアプランまで読んだことで得意気でした。

　主任さんと同じようなレベル、とまではいかないけれど、これでスタッフのみんなとも看護診断の話をするときには困らないなあ……、と思っていました。

表23 M氏のNANDA-I看護診断"自尊感情状況的低下リスク状態"に看護成果（NOC）と看護介入（NIC）を適用した結果

NANDA－I看護診断	看護成果をNOCから選択
領域6《自己知覚》 類2《自尊感情》	領域Ⅲ：心理社会的健康「心理的、社会的機能を説明する成果」 類M：心理的安寧状態「個人の情緒的健康と関係する自己認知を説明する成果」

"自尊感情状況的低下リスク状態"	自尊感情

定義：現状に対して、自己価値の否定的な見方が生じやすく、健康を損なうおそれのある状態（M氏は、18歳から発症し、28歳現在は週2回の人工血液透析を受けなければならないほど重症の慢性腎不全となっている。一応、安定した就職先に着き、社会的な役割はこなしているものの、先が見えないことや機械なしでは生きられないなど、自己価値が否定的になっており、この状況が続けば、療養法の順守ができないなど、健康を損なうおそれがある）

危険因子

■ボディイメージの変化
M氏の状態：M氏は機械なしでは生きられない身体である、障害者だと受けとめているので該当すると考えた

■社会的役割の変化
M氏の状態：定期的に人工血液透析を受ける治療継続のために健常者と同様の通常の社会的な役割を遂行できず、職場に勤務体制を調整してもらって現在の仕事を続けており、該当すると考えた。

■環境をコントロールする力の低下
M氏の状態：治療の継続や身体症状があることから無理はできない身体であり、慢性腎不全とともに生涯生きていかなければならないことから、環境をコントロールすることができないこともあり、該当すると考えた

ハイリスク群（該当するもの）

■喪失の経験がある
M氏は慢性腎不全によって、正常な腎機能を喪失している

関連する状態（該当するもの）

■機能障害
M氏は慢性腎不全である

■身体的疾患
M氏は慢性腎不全である

定義：自己の価値に関する主観的な評価（M氏が自尊感情を低下させることなく、自己の価値に関して高い自己評価を行える方向をめざした）
▲：現在　　◎：3週間後

測定尺度 指標	まったく肯定的でない 1	まれに肯定的 2
■自己について述べる VS ■ボディイメージの変化		
■自分にとっての重要な役割の遂行 VS ■社会的役割の変化		
■仕事での成功について述べる VS ■社会的役割の変化		
■自信の程度 VS ■環境をコントロールする力の低下		
■自己の価値についての感情 VS ■環境をコントロールする力の低下		

			看護介入をNICから選択
			領域Ⅲ：行動的 「心理社会的機能を支援し、ライフスタイルの変容を促進するケア」 類R：コーピング援助 「他者が自身の長所を形成し、機能の変化に適応し、 もしくは機能のより高い水準に到達するのを援助する介入」
			自己尊重強化
			定義：自己価値に対する自身の判断力を高めるために患者を支援すること （M氏が自尊感情を高めるための介入をめざした）
ときどき 肯定的 3	しばしば 肯定的 4	一貫して 肯定的 5	行動
		▲➡◎	■患者の長所を明らかにすることを奨励するVS■ボディイメージの変化および■自己について述べる
		▲➡◎	■他者からの肯定的な反応を認識できるよう、患者を援助するVS■ボディイメージの変化および■自己について述べる
		▲➡◎	■他者に依存することを受け入れるよう、患者を援助する〔適切な場合〕VS■社会的役割の変化および■自分にとっての重要な役割の遂行、■仕事での成功について述べる
		▲➡◎	■患者の自己価値に対する感情がピアグループ（仲間集団）に及ぼす影響を明らかにできるよう、患者を援助するVS■社会的役割の変化および■自分にとっての重要な役割の遂行、■仕事での成功について述べる
		▲➡◎	■患者の自分自身の判断に対する自信を確認するVS■環境をコントロールする力の低下および■自信の程度、■自己の価値についての感情
			■患者の自律性を高めるような体験を提供する〔適切な場合〕VS■環境をコントロールする力の低下および■自信の程度、■自己の価値についての感情
			■自尊感情を高めるような環境や活動を促進するVS■環境をコントロールする力の低下および■自信の程度、■自己の価値についての感情
			■より高い段階の自尊感情に到達するために、現実的な目標が設定できるよう、援助するVS■環境をコントロールする力の低下および■自信の程度、■自己の価値についての感情

表23 にNNN（NANDA-NIC-NOC）を示した。一番左側に看護診断、危険因子、ハイリスク群、関連する状態を示した。真ん中部分にNOCから看護成果を選択した内容を示した。一番右側にはNICから看護介入を選択した内容を示した。

まず、NANDA-I看護診断"自尊感情状況的低下リスク状態"を選定した理由を定義のあとに赤字で示した。すなわち、「M氏は、18歳から発症し、28歳現在は週2回の人工血液透析を受けなければならないほど重症の慢性腎不全となっている。一応、安定した就職先に就き、社会的な役割はこなしているものの、先が見えないことや機械なしでは生きられないなど、自己価値が否定的になっており、この状況が続けば、療養法の順守ができないなど、健康を損なうおそれがある」と推測して選定した。

危険因子は3つを選定し、その根拠としてM氏に観察される行動を赤字で示した。

看護成果は"自尊感情"を選定し、選定した理由を定義のあとに赤字で示した。すなわち、「M氏が自尊感情を低下させることなく、自己の価値に関して高い自己評価を行える方向をめざした」と考えた。選定した5つ

の成果指標には、"自尊感情状況的低下リスク状態"のどの危険因子に対応するのかを、VSとして示した。

看護介入は"自己尊重強化"を選定し、選定した理由を定義のあとに赤字で示した。すなわち、「M氏が自尊感情を高めるための介入をめざした」と考えた。8個の行動を列挙した。選定した8個の行動が"自尊感情状況的低下リスク状態"のどの危険因子および成果指標に向けられているのかをVSとして示した。

最後に、成果の5段階の測定尺度を考えた。考えるに当たって、各成果指標のもっとも悪い状態「1」ともっとも良好な状態「5」の部分に、M氏の場合はどのような行動を意味するのかを考えて挿入した。そのうえで、現在の状態を▲で示し、3週間後の肯定的変化を◎として示した。M氏の場合は入院しているわけではないので、定期的な受診と週2回の人工血液透析治療の際に、看護師が看護援助を提供することとなるために、各成果指標の肯定的変化を想定する時期を3週間後とした。

最後にこれら3者の一貫性を考慮して、NNNを使用したケアプランとして立案した。

実施と評価

　ゆう子は、実施および評価の解説を読みました。

実施と評価とは

　M氏は現在、社会人として仕事をもって生活をしている。

　ウィークデイは職場に通いながら、人工血液透析治療のために週2回、病院を訪れており、定期的に外来受診もしている。

　透析室の看護師あるいは外来の看護師は、M氏が病院を訪れたときにM氏とかかわりをもつことができる。そして、かかわりをもったときに、M氏に対して看護援助を提供できると考えられる（図4）。

図4 M氏に対する看護介入

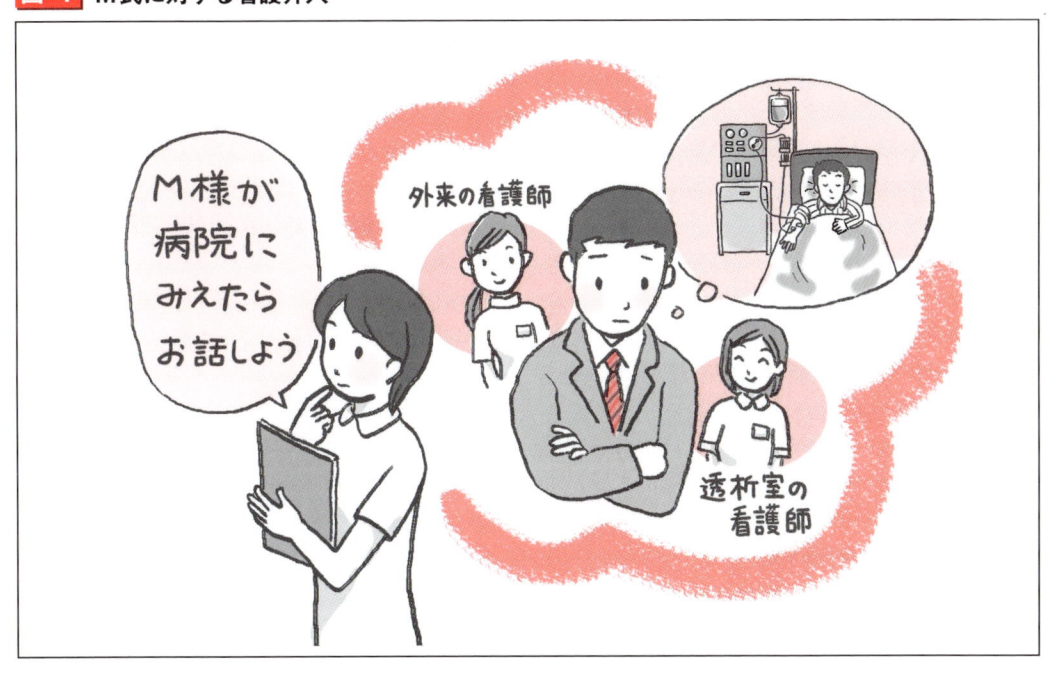

表24 M氏に選定した看護介入

アセスメント
■患者の自分自身の判断に対する自信を確認する

奨励・援助
■患者の長所を明らかにすることを奨励する
■他者からの肯定的な反応を認識できるよう、患者を援助する
■他者に依存することを受け入れるよう、患者を援助する〔**適切な場合**〕
■患者の自己価値に対する感情がピアグループ（仲間集団）に及ぼす影響を明らかにできるよう、患者を援助する
■より高い段階の自尊感情に到達するために、現実的な目標が設定できるよう、援助する
■患者の自律性を高めるような体験を提供する〔**適切な場合**〕
■自尊感情を高めるような環境や活動を促進する

● NICから選定した看護介入を実施する

「 表23 M氏のNANDA-I看護診断"自尊感情状況的低下リスク状態"に看護成果（NOC）と看護介入（NIC）を適用した結果」（p.140〜141）に示したケアプラン（看護計画）は、NANDA-I看護診断"自尊感情状況的低下リスク状態"というM氏の「健康問題に対する反応」に対して、看護師が意図的なかかわりをするうえでの重要な援助計画となる。この援助計画に示したように、NICから選定した「看護介入」を実施することが必要となる（ 表24 にM氏に選定した看護介入をあげる）。

● NOCの成果指標との関連性

M氏のNANDA-I看護診断"自尊感情状況的低下リスク状態"に対して、成果"自尊感情"の指標の「一貫して肯定的：5」の状態をM氏が維持できるように、上記の 表24 に示した看護介入を実施する。

つまり、NANDA-Iで表現した健康問題に対する反応に対して、NOCの成果指標の「5」の状態を望ましい状態として、NICの介入・行動を実施していくのである。

ゆう子は、ここまで解説を読んで考えました。

> そうか、そうだよね……。せっかく苦労してケアプランを立てても、それを患者様に実際に行わないと、まったく意味がないね。
> でも、ここに書いてある看護介入の内容って、抽象的でわかりにくいなあ……。いったい、これはどういう意味で、具体的な行動にどう結びつけていくんだろうか？
> 看護介入を1つ1つ見ていこう。

看護介入①
アセスメント

●患者の自分自身の判断に対する自信を確認する

M氏がいろいろな判断をする際に、自分

の自信について、どのようにM氏が捉えているのかをアセスメントする行動を指す。

たとえば、M氏が次のような話を看護師にしてきたと仮定しよう。

「そういや、先週のことですけどね。会社でちょっとした会議があって、そのときに僕に対して課長から『次は君が企画案を出すように』と言われたんですよ。どうしようかなあと思ったんだけど、課長にそう言ってもらえたんで、僕にも何かできるような気がして、『わかりました。次に案を出します』と答えたんですよ」

このような行動は、M氏の判断に自信があることを示している。「M氏自身の判断に対するM氏の自信」に対しての看護師のアセスメントは、「判断に自信をもてているようだ」とすることだろう。その結果、この援助行動に対する成果指標として該当する"自信の程度"は「一貫して肯定的：5」となることだろう。

看護介入②
奨励・援助

● 患者の長所を明らかにすることを奨励する

M氏自身が感じている自分の長所をM氏が表現できるように奨励する。

たとえば、M氏が療養法を順守している行動を貫いていたとしよう。

看護師は、「M様はさすがに、しっかりと薬物療法も外来通院もできていますね。まじめなところがM様のよいところですね。こ

れからも続けていきましょうね」と、M氏の長所にM氏自身が気づけるように指導する。すると、その気づきを受けて、M氏自身が自分の長所を再認識し、それが継続されていくことが考えられる。

● 他者からの肯定的な反応を認識できるよう、患者を援助する

M氏が会社の同僚や上司、あるいは家族からどのように見られているのか、たとえば上司から「M君、君は体調を管理して、よくがんばっているじゃないか」とか、同僚から「毎日、はりきっているわね」と言われるということがあれば、M氏が周囲から肯定的に見られているという反応が示されていることになる。

このように、M氏が周囲の人々からどのように見られているのかを明らかにできるように、看護師はそのときどきに「会社の人は、M様のことをどのように見ているのかしら……。何か思い当たることってありますか？」と、M氏から引き出さなくてはならない。

● 他者に依存することを受け入れるよう、患者を援助する〔適切な場合〕

M氏1人が無理を通して自己管理をするのではなく、「M様は会社勤めが大変ですから、お弁当をつくってもらうとか、お母様に食事の管理を助けてもらってもいいんじゃないですか？」と、M氏が母親に依存することを受け入れられるように話をすることで、指導ができると考えられる。

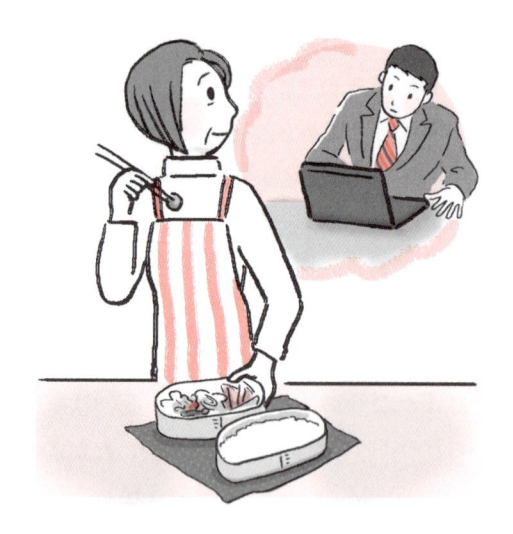

● 患者の自己価値に対する感情が ピアグループ（仲間集団）に及ぼす 影響を明らかにできるよう、 患者を援助する

M氏自身が自分の価値を、何らかの感情で捉えているとしよう。そのM氏の感情は、おそらく現在働いている会社の人々の影響を受けていると思われる。

会社の人々がM氏に肯定的な反応、つまり敬意を払うような行動や、褒めるような行動をとれば、M氏の自分の価値に対する感情も、「嬉しい」「喜んでくれている」という受けとめができるだろう。

逆に、会社の人々がM氏を避けたり、M氏に対して怒りをぶつけてきたりすれば、M氏の自分の価値に対する感情も、「悲しい」「みな、怒っているようだ」と受けとめることだろう。

M氏の自分の価値に対する感情は、仲間集団、この場合は会社の人々の影響を受けているということを、M氏自身が自覚できるように指導していくことが必要である。

たとえば看護師は、M氏に「今日は元気

がないようですが、会社で何かあったんですか？」という言葉がけをすることで、M氏の「そうですか……。元気がないように見えるんですね……。実は、なんか、会社の人が僕を腫れ物みたいに扱っているような気がして……。僕は病気に負けてなんかいないし、がんばっているんですが……」という言葉を引き出したとしよう。

看護師はすかさず「元気がないように見える原因は、会社の人の反応にあるということですね……。M様が病気に負けていないし、がんばっているんでしたら、そのことを会社の人にご理解いただいてもいいですよね……」と、M氏の反応の原因が会社の人の反応にあることを明らかにした指導ができるだろう。

● より高い段階の自尊感情に到達する ために、現実的な目標が設定できる よう、援助する

M氏は人工血液透析で週2回通院しなくてはならないため、フレックスタイムを導入しようと計画していた。このことを当面の目標にするように看護師が指導し、会社の上司に受け入れてもらえるようにM氏が努力することで、M氏の自信が高まる可能性があるだろう。

看護師はM氏に、「フレックスタイムのこと、がんばってみたらどうですか？」と投げかけてみてはどうだろうか。「そうですね……。そろそろ受け入れていただけるかもしれません。僕、毎日まじめに勤務していますから……。自分の身体に楽なようにフレックス、頼んでみます……」とM氏が努力する方向になるとも考えられる。それを受け入れ

てもらったあと、M氏はより高い自己尊重を高めていけるかもしれない。

● 患者の自律性を高めるような体験を提供する〔適切な場合〕

先の例であったような、①M氏の考えた企画案が会議を通過する、②フレックスタイムで勤務することができるようになる、など、M氏が今、とりわけ会社で行っている仕事上のさまざまなことで自律していけるように、看護師はたとえばM氏にそのような

体験談を話してもらうことで、M氏の自律した体験を強化できるだろう。

● 自尊感情を高めるような環境や活動を促進する

今まで解説してきたことと重複するが、会社環境、家庭環境、M氏の行っている活動など、話をしてもらったことの中で、M氏の自己尊重を高めるような内容が出てきたときに、看護師はすかさずそれを強化・促進することで、M氏自身が自己価値を高めてい

図5 NANDA-I看護診断-看護介入-看護成果

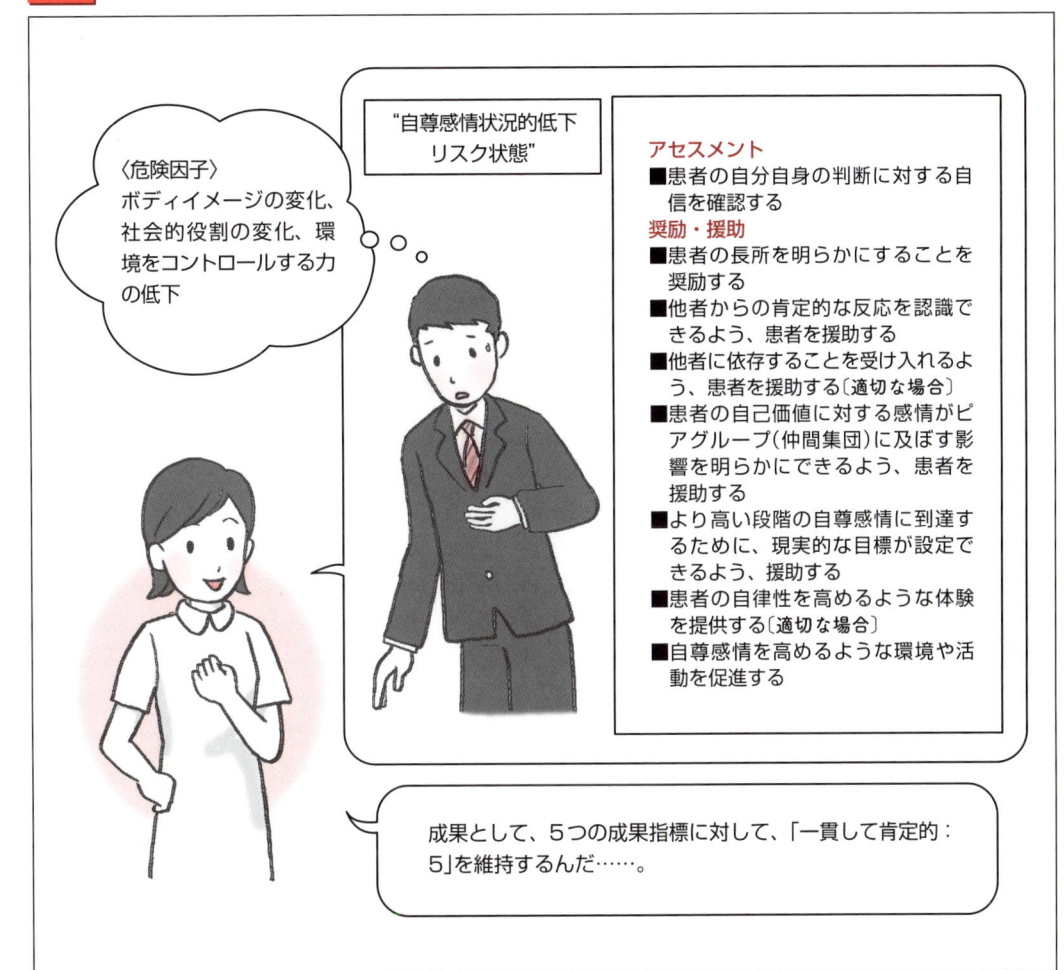

図6 看護過程の6つのステップとフィードバック

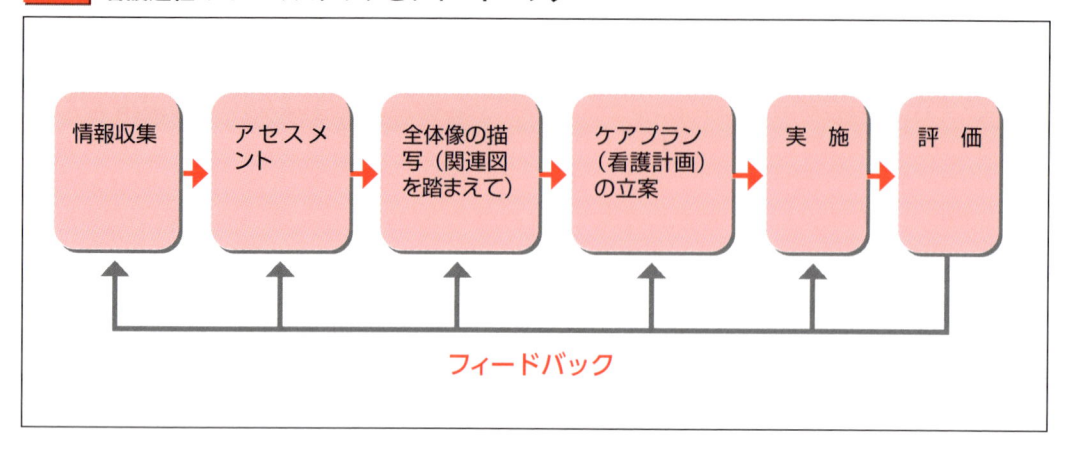

けるようにすることができるだろう。

成果指標による評価

　ナースが看護介入したあとのM氏に観察される行動から、成果指標の「5」の一貫して肯定的が、維持できているのかどうかを評価する。仮に「5」ではなく、それ以下となった場合は、看護師の援助内容に何らかの問題があるかもしれない。あるいは、再度アセスメントすることで、別の看護診断が選定され

てくるかもしれない。

　このような場合は、再度、該当する13領域アセスメント、全体像を修正・追加したうえで、看護診断の再選定をしなくてはならない（**図5**、p.147）。

　評価をしていくことで、看護過程の全ステップへとフィードバックしていくことになる。このことについても看護過程の基本であるので、言うまでもないと思うが確認しておこう（**図6**）。

　ゆう子は「なるほど」と納得しました。

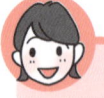

　そうか、評価まできて、そこからまた看護過程の全ステップに、再びもどるということね。
　看護援助の内容も具体的な解説でよくわかったわ。こういうふうに考えると、患者様に今何をしなくてはならないのかが手にとるようにわかってくるわ。
　私も抽象的なままではなく、具体的な行動をイメージできるように訓練しなくてはね……。でも、この解説のおかげで、いろいろなことが見えてきて、なんか、自分でもできるって気持ちになってきた……。
　ようし、がんばって主任さんに褒められるようにならなくては……。あ、これって私の自尊感情を高めるってことかなあ。

本書の引用・参考文献

1）NANDAインターナショナル／上鶴重美.（2017/2018）.
　NANDA-I看護診断 定義と分類2018-2020原書第11
　版. 医学書院.

2）Butcher, H.K., Bulechek, G.M., Dochterman, J.M., &
　Wagner, C.M./黒田裕子, 聖隷浜松病院看護部.

（2018/2018）. 看護介入分類（NIC）原書第7版. エ
ルゼビア・ジャパン.

3）Moorhead, S., Swanson, E., Johnson, M., & Maas,
　M.L./黒田裕子, 聖隷浜松病院看護部.（2018/2018）.
　看護成果分類（NOC）成果測定のための指標・測定
　尺度 原著第6版. エルゼビア・ジャパン.

第
2
部

看護診断の臨床実践への活用のしかた

看護診断

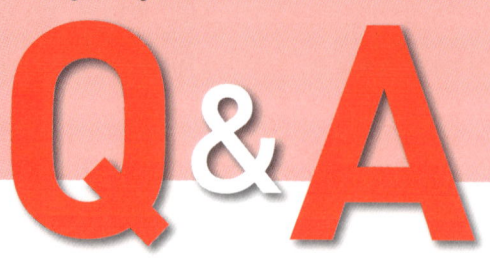

Nursing diagnosis Question & Answer

全般・意義

Q₁ 看護過程・看護診断・臨床判断と看護理論の関係は？

看護過程・看護診断・臨床判断と看護理論の関係は、どのようなものでしょうか。看護理論は、必ず必要なものでしょうか。看護理論は臨床判断と、どのように組み合わさるのでしょうか。

A 実践的な看護理論は看護過程の展開に有用です。

＜看護過程＞

看護過程は看護実践の方法という位置づけにあります。

情報収集、アセスメント、全体像の描写、ケアプランの立案、実施、評価、という段階が、一般的には看護実践の方法として、時間的な経過に沿って使用されることになります。

また看護過程は、評価の段階まで到達して、それで終わりではありません。その評価を受けて、すべての段階にフィードバックしていきます（ 図 1 ）。

いずれにしても、患者様に意図的な看護援助を行っていくうえで、欠かすことのできない看護実践の道筋が看護過程です。看護過程

図 1 看護過程の6つのステップとフィードバック

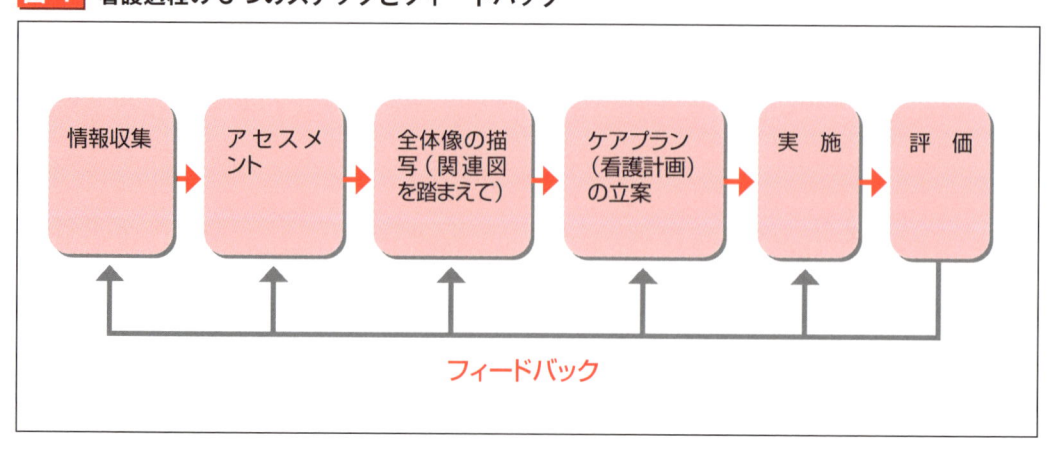

情報収集 → アセスメント → 全体像の描写（関連図を踏まえて）→ ケアプラン（看護計画）の立案 → 実施 → 評価

フィードバック

の各段階では、看護師がいかに論理的に科学的に思考するかが重要になります。

<看護診断>

看護診断は、先の看護過程の段階にあったケアプラン（看護計画）立案の中の１つの構成要素です。看護的な視点で考えた患者様の"健康問題に対する反応"を言い表したものです。

看護師は特定された患者様の"健康問題に対する反応"に対して、その優先順位を考えた看護援助を行っていきます。したがって、看護診断は看護援助の根拠という位置づけにあります。

<臨床判断>

看護診断は看護師の臨床判断の結果、導き出されるものです。看護師が論理的な臨床判断を行うためには、一定程度の看護知識および技能が必要となります。得られた患者様の情報から、援助する必要がある患者様の"健康問題に対する反応"を考えていく際に、看護師の臨床判断がモノを言うのです。

看護師は看護基礎教育で獲得した看護知識および技能のうえに臨床経験を積み、卓越した臨床判断ができるように日々訓練されていきます。

<看護理論>

看護理論とは、看護とは何か？（What is Nursing？）という問いかけに対して、その答えを看護理論家が説いているものです。

看護師が最良の臨床判断をするためには、その根底に看護知識および技能が必要であると先に言いましたが、看護知識の中には看護理論も含まれます。

しかし看護知識には、人間行動や人間存在などを理解するための多様なプロトタイプ理論（必要十分条件によって規定できないものを典型的〔プロトタイプ〕なものから類推する）なども必要であり、看護理論だけに限定されません。看護はヒューマンサイエンスと言われているように、必要とされる知識は膨大です。

看護理論とは、看護とは何かについて、看護理論家が各々の立場から唱えているものですが、米国には30を超える看護理論があり、看護とは何かについての考え方の異なる理論家が、それだけ存在しているということになります。

看護理論の中には抽象的な理論、中範囲的な理論、実践的な理論があります。

抽象的な看護理論は、看護過程に直接結びつく内容を説いてはいませんが、看護学や看護知識を体系化する際に有用です。

看護理論の中には、ロイやオレムなど理論家自身が看護過程を展開している看護理論があります。これらの実践的な看護理論は、それぞれが独特の看護過程を展開していく方法を解説しているので、看護過程の展開に有用な看護理論であると考えます。

Q₂ 看護分類は人間を全体的に捉えることと矛盾する？

看護分類は、物事を細分化していく方法ではないのでしょうか。人間を全体的に捉えるということと、矛盾しないのでしょうか。

A 人間を全体として捉える看護的な視点があります。

　問いにある"看護分類"は、正確には"看護実践用語分類"と言います。私たち看護師が看護実践を言い表すために使用している用語の分類ということです。

　"看護実践用語分類"は、言われるように細分化していく方向で考えられていますが、単に細分化するのではなく、「看護的な視点」という枠組みを構造としてもっていると考えられます。

　たとえば"看護実践用語分類"の1つであるNANDA-I看護診断分類法は、分類法Ⅱをその構造としています。この構造は13領域から成り立っていますが、この13領域は人間をホリスティック（全体論的）に捉えようとする看護の視点をもった枠組みです。

　つまり看護診断は「看護的な視点で見たところの診断」であるわけですから、看護的な視点を、この13領域で表そうとしているのです。この構造のもと、現在、244の看護診断に細分化されています（2018-2020）。

　看護は人間を全体論的に捉え、全体論的な働きかけをする専門職です。したがって無意味な細分化ではなく、"看護"に意味をもたせた細分化、つまり分類が試みられているわけです。

　また、"看護実践用語分類"は看護実践を可視化しようとする試みでもあります。細分化して分類整理しない限り、看護師の実践を言語で表すことも、またそれによる電子化も困難となります。看護実践を可視化するために、電子化するために"看護実践用語分類"は必須と言えます。

Q₃ 看護診断ラベルの使用はチーム医療の妨げになる？

看護診断ラベルは、看護独自の言語と言えると思います。しかし、チーム医療の中で見たときには、それぞれの職種独自の言語が存在するということから、お互いの理解を妨げないのでしょうか。

A 専門職すべてに通用する用語をめざしています。

　お互いの理解を妨げないためにも"標準化された用語"の使用が看護師にとって必要なのです。たとえばNANDA-I看護診断は根拠レベル（level of evidence）を採用しており、"標準化された用語"をめざしています。

　いまだ過渡期にある"看護実践用語分類"は、いずれも"標準化された用語"をめざしており、職種独自ということではなく、専門職すべてに通用する用語をめざしていると考えられます。したがって、今までよりも、むしろ職種間のコミュニケーションは促進されることになると予測します。

　また、NANDA-I看護診断は、もともとは英語です。そのため原語の本来の意味を失わないように、日本語に訳されていますが、看護診断を英語と邦訳語を併存使用することで、看護師以外の専門職には英語で理解される面もあると考えます。

アセスメント

Q4 SOAP形式の記録でAとPが書けません。

経過記録はSOAP形式を使っています。問題はアセスメントがなかなかできないこと。SとOだけの記録になっています。AとPをどのように書いていったらよいでしょうか。

A 書き方の問題ではなくアセスメント能力の育成が必要です。

何といっても看護師の論理的思考を育成すること、クリティカルシンキング能力を育成することに尽きます。書き方の問題ではありません。

収集された主観的情報および客観的情報から、いかにアセスメントするか、アセスメントしたうえでどのような看護診断を考えて、そのうえで、どのような看護援助を計画するのか……。本書で解説してきたような論理的な思考を踏むことで、アセスメント能力を育成することが必要です。

Q5 SOAP形式の記録でAに看護診断を書いてもよい？

SOAPを使った場合、Aに看護診断を書いてもよいですか。アセスメントの内容によって目標の変更、介入方法の変更が必要な場合は、記録の変更はどうすればよいでしょうか。

A 問題ごとにSOAPで記録するため、Aに看護診断は書きません。

SOAPは問題点ごとに書く様式です。したがって、看護診断ごとにSOAPで記録することになります。

たとえば、以下のように記録することになります。

#1.　"ボディイメージ混乱"（立案されているケアプランには、診断指標、関連因子が記述されている。さらに看護成果や看護介入も計画されている）

S：　"ボディイメージ混乱"という看護診断に関連する患者の言動がここに記載される。

O：　"ボディイメージ混乱"という看護診断に関連して看護師が客観的に観察したり、聞いたり、見たりした患者様の行動がここに記載される。

A：　上記のS情報とO情報をアセスメントした結果が、ここに記載される。ここには、看護師の思考の結果が反映されてくる。たとえば「乳がん切除術直後に比べると、自分の身体に対する否定的な受けとめを表す言動が減ってきているように思われる」。

P：　「このまま看護介入計画を続行する」などの計画に関することが記載される。

上記のように記録していきますので、Aに看護診断を記載することは絶対にありません。

「目標の変更、介入方法の変更が必要な場合は、記録の変更をするのか？」という問いに対してですが、SOAPは毎日の経時記録を書く様式です。目標の変更、介入方法の変更についてはケアプラン（看護計画）の立案内容である看護介入や看護成果の内容を指しています。

ケアプランは随時修正・追加する必要があ

りJます。毎日の経時記録の変更ではなく、ケアプランを修正・追加することになります。

Q6 アセスメントシートの空欄が目立ちますが？

NANDA-I看護診断分類法Ⅱに基づいて、アセスメントシートをつくっていますが、空白の欄が多く、有効に活用されていません。どうしたらよいでしょうか。

A 患者様の情報として必要のないものは空欄でかまいません。

「空欄のすべてを埋めなくてはならない」と考えることのほうが思い込みです。空欄があっても、その患者様の情報として必要のない部分であれば空欄のままでよいと思います。その必要があるにもかかわらず埋まっていないというのは問題となりますが、そうでなければ気にしなくてもよいと思います。

Q7 「性」の問診ができていないのですが？

入院中の患者さんに対し、ゴードンの機能的健康パターンの分類に基づいたアセスメントシートを用いてインタビューしています。
「性のカテゴリー」については、あとから問診してもよいとされていますが、結局は問診できていない現状です。「性」について聞くのは難しいので、何かよい方法があれば教えてください。

A セクシャリティの問題には専門家の協力を得るなどして対応します。

ここで言う性とは"セクシュアリティ"のことでしょう。いわゆる生物学的な意味での

「性」とともに、文化的な意味での「ジェンダー」も捉えなくてはなりません。私たちは"セクシュアリティ"に関連する何らかの問題に対し、患者様が直面して解決できないで困っている場合に、援助の手を差しのべる役割をもつ専門職です。これらを興味本意で聞いたりすることは絶対に避けなければなりません。

したがって"セクシュアリティ"に関連する問題がありそうな言動や行動が観察された場合に、意図的に情報を得ることが必要となります。性的機能低下をともなうような疾患に罹患したり、手術を受けたような場合は、該当する可能性が高いと予測されます。

たとえば子宮がん術後の患者様の退院指導などの際には、患者様よりも年齢の高い看護師が「夫婦生活のことで、ご心配なことはありませんか？」と、パンフレットなどを用いて、いくつかある項目の1つとして質問するなどが考えられます。

看護師だけでの対応が難しい場合は、セクシュアリティに関する専門知識およびカウンセリングの知識・技能をもった医師やカウンセラーに相談しながら、共に援助を提供していけるような環境を整えることが考えられます。

Q8 「直観」で看護診断名をあげることはよい？

看護診断・臨床判断と「直観」はどう結びつきますか。直観が働くということは、知識や経験があるからで、直観にも根拠があると思います。診断の過程で、診断指標としての必須データはないが、直観が働いて可能性のある診断名をあげることは許されるでしょうか。

A 診断指標を客観的に選択していくことが必要です。

　基本的には許されません。思考過程の途上で直観が働いたとしても、実際には診断指標を客観的に選択したうえで複数該当する場合、当該看護診断が選択されることになります。

Q9 緊急入院患者のアセスメントが難しい。

急性期病院で、緊急入院の際に、どうしても疾患中心の看護診断になりがちです。
分類法Ⅱの枠組みで、アセスメントはしているのですが、患者さんの全体像を捉えるのは難しいです。どうしたらよいでしょうか。

A 着実に情報を収集し取り組んでいくことが必要です。

　NANDA-I看護診断分類法Ⅱの13領域の窓から着実に情報を集めてアセスメントすることを、くり返し行っていくことしかありません。「難しい」と言っては、何もはじまりません。

　心理、社会、行動的な情報を収集することに苦手意識があるかもしれませんが、着実に情報を収集し、取り組んでいくこと、これが重要です。

診　断

Q10 看護診断をつける診断指標の必要な数は？

看護診断は、診断指標すべてが見られないと、つけられないのでしょうか。それとも、1つでもあるとつけられるのですか。
1つの診断ラベルに、いくつかの診断指標がある中で、その看護診断を決める際に、絶対不可欠な指標や、必要な指標の優先順位、必要な指標の数は決まっているのでしょうか。

A 診断指標の数が多いだけ、看護診断の確率が高くなります。

　決まっていません。該当する診断指標あるいは危険因子の項目の数が多ければ多いほど、その看護診断が存在する確率が高い、ということです。

Q11 難しい看護診断の定義を理解する方法は？

看護診断の定義が難しく、定義の理解に自信がないため、診断プロセスから定義にもどれないと感じます。
看護診断の定義と診断指標・関連因子の関係を理解するにはどうしたらよいでしょうか。

A 本書をしっかりと読みましょう。

　本書の解説（p.11の「2.NANDA-Ⅰ看護診断をわかりたい！」）をしっかりと熟読してください。わかりやすく説明してあります。

Q12 看護問題が特にない患者のときは？

看護問題が特にない場合などは、「はじめての疾患や手術による知識不足」という看護診断に基づき、計画を立案することが多いのですが、いつもこれでよいのかと疑問に感じています。
術前、術後経過についてオリエンテーションすることで、特別な介入計画は立てないのであれば、あえて問題として取り上げる必要はあるのでしょうか。

A 看護問題をあげる必要はありません。

あえて問題を取り上げる必要はありません。ルーティンのケアを行うことで十分です。

Q13 リスク型看護診断の目標の立て方は？

慢性疾患で長期入院の患者さんの場合、「……リスク状態」という診断が多くなってしまいます。どうしたらよいでしょう。
「……リスク状態」で現在、出現していない問題の場合、その目標は「看護目標」ですか、「患者目標」ですか。

A 目標ではなく成果として評定します。

出現していない場合であっても、リスク型看護診断に対して「看護成果分類」を使うことができます。その場合は、評定で「5」→「5」を維持することとなります。目標ではなく、成果という考え方です。

Q14 尿失禁に関連する看護診断名が多いのは？

尿失禁に関連する看護診断は、"溢流性尿失禁""機能性尿失禁""切迫性尿失禁""反射性尿失禁""腹圧性尿失禁""切迫性尿失禁リスク状態"と6個もあります。ある特定の分野だけ多いのは、どうしてでしょうか。

A その分野の看護研究が進んでいるためです。

現段階で言えば、それだけその分野の看護研究（臨床研究や事例研究）が集積されて、根拠レベルの開発が進んでいるということだと考えます。

Q15 使っていた看護診断名が削除されるときの対応は？

以前、診断ラベル"思考過程混乱"を使っていたのですが、「NANDA-I看護診断 定義と分類2009-2011」では削除されました。どうすればよいでしょうか。

A 採択されている看護診断を選定し、成果や介入を考えます。

"思考過程混乱"は、「NANDA-I看護診断 定義と分類2007-2008」でも、根拠レベル2.1以上に上げる作業が追加されない限り削除されることが予測されていました。つまり、診断指標の妥当性研究が進められなかったということです。

それ以降、「NANDA-I看護診断 定義と分類2018-2020」に至るまでも妥当性研究が進められなかったということは、これら診断指標にあげられた徴候・症状・行動が観察され

ても、定義にあるような"思考過程混乱"という患者現象が存在していなかった、ということになります。

今後は、認知的な働きや活動の破綻というような患者現象が看護援助を要する現象ということではなく、認知的な働きや活動の破綻の結果、"徘徊""慢性混乱""急性混乱""急性混乱リスク状態"が該当し、これら採択されている看護診断を選定し、成果や介入を考えていくことになるだろうと思います。

Q16 関連因子が開発中の看護診断名の使い方は？

関連因子が開発中の看護診断名は使用してもよいのでしょうか。

A 診断の原因らしい要因を考えて使います。

開発中とされている場合は、私たちが診断の原因らしい要因を個々の患者の場合で考えることが必要となります。診断名を使ってはいけないということではありません。

Q17 関連図での領域のつなぎ方がわかりません。

関連図を描くときに、領域ごとにつなぎますが、そのつなぎ方がよくわかりません。

A 13領域間の関係を熟考し、つなぎます。

本書で解説している関連図とは、13領域のアセスメントの結論の関係を図式化したものです。13領域間の関係を熟考することが必要です。

並列関係にあれば、つなぎの線は「―（実線）」となりますし、並列関係が強ければ、この実線は太い実線になるでしょう。また、原因と結果の関係にあるような場合は、原因となっている領域から「→」を結果となっている領域に向けてつなぎます。

Q18 特定の領域の患者全員に同じ診断名を付けていますが？

脳外科領域の患者には全員"転倒転落リスク状態"の診断名を付けているのですが、それでよいでしょうか。

A 1人1人アセスメントし全体像を考えて選定します。

1人1人の患者様の13領域のアセスメントと全体像を考えて看護診断を考えることが重要です。考えた末に"転倒転落リスク状態"が該当するのであれば選定します。

Q19 看護師によって看護診断が異なりますが？

看護師によってアセスメントのしかたが違い、看護診断も異なってしまいますが、どうすればよいでしょうか。

A しっかりと看護診断を勉強します。

そのために、このようなガイドブックがありますので、しっかりと学習してください。

パス・標準計画・記録

Q20 パスにNNNを組み入れられますか？

クリニカルパスに看護診断分類（NANDA-I）、看護介入分類（NIC）、看護成果分類（NOC）を組み入れることはできますか。そのパスを使うと、患者さんのニードがおろそかにされる心配はないでしょうか。

A 可能ですが、NNNだけでは不足です。

可能だと考えますが、クリニカルパスという記録方式は看護師だけの記録ではなく統合型診療録ですので、医療チーム全体のアウトカムを記載する必要があると思います。そのため、NANDA-NIC-NOC（NNN）だけでは不十分になる可能性があります。

Q21 パス使用中の看護診断は不要？

クリニカルパス使用中の患者さんには、看護診断の記録は不要ですか。

A 医療としてのアウトカムがあればよいです。

クリニカルパスは看護師だけの記録ではなく統合型診療録です。それを使用している施設の医療チームで話し合って、選択された患者様に使用していると思いますが、統合型記録であるので、そこに看護診断が記載されていなくても、医療としてのケアのアウトカムが経日的に記載されていればよいのではないでしょうか。

Q22 延々と同じ状態が続く患者の評価は？

重積けいれんの患者さんの看護診断を"身体外傷リスク状態"としましたが、その患者さんは延々とその状態が続いてしまいます。どこで評価し、修正するべきなのでしょうか。

A 看護師の判断で評価・修正をします。

"身体外傷リスク状態"の危険因子が複数該当している状態であれば、延々と続いても看護援助としては必要があるのでよいと思います。患者様を受け持っている看護師の判断で、随時評価し、修正していけばよいと思います。

Q23 見やすいNNNの記録用紙は？

NANDA-NIC-NOCリンケージが見やすく、実践で使用しやすい記録の書式で、何かいいアイデアはありませんか。

A 本書の記録用紙を参照してください。

本書で紹介したような一番左側に看護診断を、中央部分に看護成果を、一番右側に看護介入を書く記録様式です（p.86〜87）。三者の関連性がよくわかります。

Q24 標準看護計画をNNNと
関連づけてつくりたい。

標準看護計画をNANDA-NIC-NOCと関
連づけてつくることはできるでしょう
か。
その場合、従来の疾患別・状態別の標準
看護計画から、どのように改訂していっ
たらよいのでしょうか。

A 標準看護計画は医学モデルで
あるためつくれません。

　つくることはできません。というのも、一
般に標準看護計画の考え方はその根本に、人
間を疾患別・症状別で見ているという医学モ
デルが使われているからです。

　NANDA-NIC-NOC（NNN）は看護モデル
が根本にあるために、両者が相容れることは
ありません。

本書に出てくる 看護診断にかかわる用語

用　語	意　味
NANDA-I看護診断	NANDAインターナショナルによって"健康問題に対する反応"を表現する用語が集められ、分類、整理し、まとまった形にしたもの。
NIC	Nursing Interventions Classification、看護介入分類。→看護介入
NOC	Nursing Outcomes Classification、看護成果分類。→看護成果
あ	
アセスメント	情報収集した患者や家族などのデータを解釈し、判断し、推論すること。
か	
看護介入	看護師が援助する必要がある問題（看護診断）に対して、看護師が提供する援助。分類法としてはNICがある。
看護過程	看護を科学的に、知的に実践するために不可欠な道具である6つのステップ。6つのステップとは、「情報収集」→「アセスメント」→「全体像」→「ケアプラン（看護計画）立案」→「実施」→「評価」である。
看護計画	ケアプランともいう。看護の視点から患者の問題を見いだして具体的な看護行為を考えること。①問題、②援助（具体的な看護行為）、③期待される結果（行動目標）、の3つの構成要素がある。
看護実践用語	看護師が看護を実践する際に使用している用語。
看護実践用語分類法	看護師が看護を実践する際に使用している用語を集め、分類、整理し、まとまった形にしたもの。
看護診断	"健康問題に対するその人の反応"を臨床判断によって診断すること。
看護診断名	診断ラベルともいう。看護診断の名称。
看護成果	看護師が援助する必要がある問題（看護診断）に対して、看護介入し、解決されたら、どのような状態になるのかを示したもの。分類法としてはNOCがある。
関連因子	看護診断が存在する原因らしい因子。原因であると判断する必要はなく"原因らしいと推測する"という意味。
危険因子	リスク型看護診断には関連因子ではなく、危険因子が含まれる。
ケアプラン	一般には「看護計画」と呼ばれている。→看護計画
さ	
診断指標	看護診断が存在する証拠となっている症状、徴候、行動などを示している。診断指標が多く選択されるほど、その看護診断の存在の確率は高まる。
診断ラベル	看護診断名のこと。→看護診断名
シンドローム	診断指標あるいは危険因子としてあげられている症状、徴候、行動が複数同時に存在している看護診断。
全体像	統合体として機能している人間全体を、できる限り少ない字数で、患者が最大限に見えるよう文章化して描くこと。
た	
多軸構造	新しい看護診断を開発するための軸となるもの。診断の焦点、診断の対象、判断、部位、年齢、時間、診断の状態の7つの軸があるので"多軸"と呼ばれる。
は	
ヘルスプロモーション型看護診断	健康増進、つまり健康な状態を、より一層健康な状態へと強化しようとするための看護診断。
も	
問題焦点型看護診断	現に存在する看護診断（例：体液量不足）。
ら	
リスク型看護診断	今はまだ存在していないが、今後存在する可能性が高い、潜在している看護診断（例：体液量不足リスク状態）。

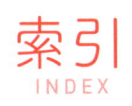

索引
INDEX

数字・欧文

13領域（看護診断の）‥‥‥ 24, 58, 115, 116, 118
5段階評価 ‥‥‥‥‥‥‥‥‥‥‥‥‥‥ 68
GFR ‥‥‥‥‥‥‥‥‥‥‥‥‥‥‥ 75, 89
ICNP ‥‥‥‥‥‥‥‥‥‥‥‥‥‥‥‥ 10
NANDA-I ‥‥‥‥‥‥‥‥‥‥‥‥‥ 7, 74
　－看護診断 ‥‥‥‥ 7, 9, 11, 59, 62, 74, 152
　－看護診断分類法Ⅱ ‥‥‥ 9, 22, 24, 58
NANDA-NIC-NOC ‥‥‥ 74, 142, 158, 159
　－リンケージ ‥‥‥‥‥‥‥‥‥‥ 158
NANDAインターナショナル ‥‥‥ 7, 8, 11
NIC ‥‥‥‥‥‥ 62, 74, 125, 131, 158
　－の構造 ‥‥‥‥‥‥‥‥‥‥‥‥ 66
NNN ‥‥‥‥‥‥‥‥‥ 142, 158, 159
NOC ‥‥‥‥ 60, 62, 65, 74, 125, 131, 158
　－の構造 ‥‥‥‥‥‥‥‥‥‥‥‥ 66
RPF ‥‥‥‥‥‥‥‥‥‥‥‥‥‥ 75, 89
SOAP ‥‥‥‥‥‥‥‥‥‥‥‥‥‥ 153

和文

あ

愛着障害リスク状態 ‥‥‥‥‥‥‥‥‥ 44
アウトカム ‥‥‥‥‥‥‥‥‥‥‥‥‥ 60
アセスメント ‥‥‥‥‥ 3, 4, 74, 115, 144
　－（統合した）‥‥‥‥‥‥‥‥‥ 5, 118
　－（部分的な）‥‥‥‥‥‥‥‥‥‥‥ 5
アセスメント記録用紙 ‥‥‥‥‥‥ 74, 79
アナムネーゼ ‥‥‥‥‥‥‥‥‥‥‥‥ 2
アナムネ聴取 ‥‥‥‥‥‥‥‥‥‥ 2, 26
アレルギー ‥‥‥‥‥‥‥‥‥‥‥‥ 36
アレルギー反応リスク状態 ‥‥‥‥ 51, 56
安全 ‥‥‥‥‥‥‥‥‥‥ 24, 25, 35, 49
安全性（NICの領域）‥‥‥‥‥‥‥‥ 64
　－の定義 ‥‥‥‥‥‥‥‥‥‥‥‥ 64
安楽 ‥‥‥‥‥‥‥‥‥‥ 24, 25, 36, 52
安楽障害 ‥‥‥‥‥‥‥‥‥‥‥ 52, 53
安楽促進準備状態 ‥‥‥‥‥‥‥ 52, 53

い

医学モデル ‥‥‥‥‥‥‥‥‥‥‥‥ 159
意思決定葛藤 ‥‥‥‥‥‥‥‥‥‥‥ 48
意思決定促進準備状態 ‥‥‥‥‥‥‥ 48
医師主導型治療 ‥‥‥‥‥‥‥‥‥‥ 63
移住トランジション複雑化リスク状態 ‥‥ 45, 54

移乗能力障害 ‥‥‥‥‥‥‥‥‥‥‥ 41
溢流性尿失禁 ‥‥‥‥‥‥‥‥‥‥‥ 40
移転ストレスシンドローム ‥‥‥‥‥‥ 45
移転ストレスシンドロームリスク状態 ‥‥ 45

う・え

ウエルネス型看護診断 ‥‥‥‥‥‥‥‥ 18
運動 ‥‥‥‥‥‥‥‥‥‥‥ 25, 28, 41
栄養 ‥‥‥‥‥‥‥‥ 24, 25, 28, 38, 98
栄養摂取消費バランス異常：必要量以下 ‥‥ 38
栄養促進準備状態 ‥‥‥‥‥‥‥‥‥ 38
エネルギーフィールド平衡異常 ‥‥ 41, 54
エネルギー平衡 ‥‥‥‥‥‥ 25, 28, 41
エリクソン ‥‥‥‥‥‥‥‥‥‥ 37, 114
　－の発達図式 ‥‥‥‥‥‥‥‥‥‥ 37
嚥下障害 ‥‥‥‥‥‥‥‥‥‥‥‥ 39
援助 ‥‥‥‥‥‥‥‥‥‥‥‥‥‥ 145

お

悪心 ‥‥‥‥‥‥‥‥‥‥‥‥‥‥ 52
汚染 ‥‥‥‥‥‥‥‥‥‥‥‥‥‥ 51
汚染リスク状態 ‥‥‥‥‥‥‥‥‥‥ 51
親役割葛藤 ‥‥‥‥‥‥‥‥‥‥‥‥ 45

か

介護 ‥‥‥‥‥‥‥‥‥‥‥‥‥‥ 33
介護者役割緊張 ‥‥‥‥‥‥‥‥‥‥ 44
介護者役割緊張リスク状態 ‥‥‥‥‥‥ 44
介護保険 ‥‥‥‥‥‥‥‥‥‥‥‥‥ 33
介護役割 ‥‥‥‥‥‥‥‥‥ 25, 33, 44
外皮系機能 ‥‥‥‥‥‥‥‥‥ 25, 28, 41
解放的意思決定障害 ‥‥‥‥‥‥‥‥‥ 48
解放的意思決定障害リスク障害 ‥‥‥‥‥ 48
解放的意思決定促進準備状態 ‥‥‥‥‥ 48
学童期 ‥‥‥‥‥‥‥‥‥‥‥‥‥‥ 37
角膜損傷リスク状態 ‥‥‥‥‥‥‥‥‥ 49
家事家政障害 ‥‥‥‥‥‥‥‥‥‥‥ 42
ガス交換障害 ‥‥‥‥‥‥‥‥‥‥‥ 41
家族（NICの領域）‥‥‥‥‥‥‥‥‥ 64
　－の定義 ‥‥‥‥‥‥‥‥‥‥‥‥ 64
家族関係 ‥‥‥‥‥‥‥‥‥ 25, 33, 44
家族機能障害 ‥‥‥‥‥‥‥‥‥‥‥ 44
家族機能促進準備状態 ‥‥‥‥‥‥‥ 44
家族機能破綻 ‥‥‥‥‥‥‥‥‥‥‥ 44
家族構成 ‥‥‥‥‥‥‥‥‥‥‥‥‥ 33

家族コーピング機能低下 ························· 46, 56
家族コーピング機能停止 ························· 46, 56
家族コーピング促進準備状態 ···················· 46
家族コーピング妥協化（名称変更） ················ 56
家族コーピング無力化（名称変更） ················ 56
家族内力動 ··································· 33
家族に対する看護診断 ························· 11
家族の健康（NOCの領域） ····················· 71
　－の定義 ··································· 71
過体重 ····································· 39
過体重リスク状態 ····························· 39
価値観 ······························ 25, 35, 48
活動 ···························· 24, 25, 28, 41, 99
活動耐性低下 ······························· 42
活動耐性低下リスク状態 ······················· 42
カルペニート ·································· 7
　－看護診断 ································· 7
感覚 ······························ 25, 29, 43
肝機能障害リスク状態 ························· 39
環境危険 ··························· 25, 36, 51
環境的安楽 ························· 25, 36, 52
関係命題 ··································· 21
看護介入 ····················· 59, 60, 62, 131
　－の定義 ·································· 129
　－分類 ··················· 62, 74, 125, 158
看護過程 ··················· 2, 58, 148, 150
　－のステップ ······························ 148
　－のフィードバック ························· 148
看護感受性を評価するための基準 ··············· 127
看護計画 ····························· 6, 144, 151
看護研究 ··································· 156
看護行動 ····································· 6
看護実践国際分類 ···························· 10
看護実践用語 ································· 9
　－の分類法 ································· 9
看護実践用語分類 ··························· 152
看護上の問題点 ······························ 6
看護診断 ············· 2, 11, 22, 58, 150, 151
　－（家族に対する） ························· 11
　－（個人に対する） ························· 11
　－（集団に対する） ························· 11
　－の13領域 ······························ 24
看護診断分類法Ⅱ ··················· 9, 22, 58
　－の領域 ································· 24
　－の類 ··································· 25

看護診断名 ·································· 9, 13
看護診断ラベル ··························· 13, 152
看護成果 ···················· 59, 62, 126, 131
　－分類 ········· 60, 62, 65, 74, 125, 156, 158
看護治療 ··································· 63
看護分類 ·································· 152
看護目標 ·································· 125
看護問題 ·································· 125
看護理論 ·································· 151
患者教育 ·································· 135
　－の定義 ································· 135
患者目標 ·································· 156
間接ケア介入 ································ 63
感染 ······························ 25, 36, 49
感染リスク状態 ··························· 18, 49
　－の関連する状態 ··························· 18
　－の危険因子 ······························ 18
　－の定義 ··································· 18
　－のハイリスク群 ··························· 18
関連因子 ···························· 13, 15, 157
関連図 ···························· 5, 116, 157
関連する状態 ································ 13

き

既往歴 ··································· 5, 117
記憶障害 ··································· 43
危機（分岐点としての） ······················ 37
危険因子 ·································· 13, 17
期待される結果 ······························ 6
機能性尿失禁 ······························· 40
機能的健康（NOCの領域） ··················· 67, 71
　－の定義 ··································· 71
機能的健康パターン（ゴードンの） ·············· 154
気分調節障害 ······························· 47
気分転換活動参加減少 ··················· 38, 56
気分転換活動不足（名称変更） ················· 56
希望促進準備状態 ··························· 43
吸収 ······························ 25, 28, 39
急性混乱 ··································· 43
急性混乱リスク状態 ························· 43
急性疼痛 ··································· 52
急性離脱シンドローム ····················· 47, 55
急性離脱シンドロームリスク状態 ············ 47, 55
休息 ···························· 24, 25, 28, 41, 99
恐怖 ····································· 46

記録用紙 ･･････････････････････････････ 158

く・け

クリニカルパス ･･･････････････････････ 158
車椅子移動障害 ･･････････････････････ 41
ケアプラン ･･････････････ 6, 59, 144, 151
　ー用紙 ･･････････････････････････ 74, 86
経過 ････････････････････････････････････ 5
血圧不安定リスク状態 ･････････････ 42, 54
血管外傷リスク状態 ･･･････････････････ 50
血糖不安低リスク ･･･････････････････ 39
下痢 ･･････････････････････････････ 40
健康管理 ･･････････････････････ 25, 26, 38
健康管理促進準備状態 ･･･････････････ 38
健康自覚 ･･････････････････････ 25, 26, 38
健康知識と行動（NOCの領域） ･･･････ 71
　ーの定義 ･･････････････････････････ 71
健康認知（NOCの領域） ･･･････････････ 71
　ーの定義 ･･････････････････････････ 71
健康問題 ････････････････････････ 7, 121
　ーに対する反応 ･････ 7, 25, 58, 121, 151
言語的コミュニケーション障害 ･･･････ 43
倦怠感 ･･････････････････････････ 41, 56
見当識 ･･････････････････････ 25, 29, 43
現病歴 ･･････････････････････････ 5, 117

こ

更衣セルフケア不足 ･･････････････････ 42
交換 ･･･････････････ 24, 25, 28, 40, 99
口腔乾燥リスク状態 ･･･････････････ 49, 55
口腔粘膜障害（名称変更） ･･･････････ 56
口腔粘膜障害リスク状態（名称変更） ･･ 56
口腔粘膜統合性障害 ･････････････ 50, 56
口腔粘膜統合性障害リスク状態 ･････ 50, 56
高体温 ･･･････････････････････････ 52
行動（看護診断の） ･･････････ 25, 35, 48
行動（NICの） ･･････････････････････ 129
　ーの定義 ･･････････････････････ 129
行動計画 ･････････････････････････ 125
行動的（NICの領域） ･･････････ 64, 135
　ーの定義 ･･････････････････････ 64
行動目標 ･･････････････････････････ 6
行動療法 ･････････････････････････ 135
　ーの定義 ･･････････････････････ 135
高齢者虚弱シンドローム ･･･････････ 38

高齢者虚弱シンドロームリスク状態 ･････ 38
誤嚥リスク状態 ･････････････････････ 49
ゴードン ･･･････････････････････ 7, 154
　ー看護診断 ･･･････････････････････ 7
コーピング ･･･････ 24, 25, 35, 45, 109, 112
コーピング（NOCの成果） ･･･････････ 69
　ーの指標 ･･････････････････････ 69
　ーの測定尺度 ･････････････････ 69
　ーの定義 ･･････････････････････ 69
コーピング援助 ･････････････････････ 135
　ーの介入 ･･････････････････････ 136
　ーの定義 ･･････････････････････ 135
コーピング促進準備状態 ･･･････････ 46
コーピング反応 ･･････････････ 25, 35, 45
呼吸機能 ･･････････････････････ 25, 28, 41
国際看護師協会 ･･････････････････････ 10
個人的要因 ･･･････････････････････ 112
個人に対する看護診断 ･････････････ 11
孤独感リスク状態 ･･･････････････････ 53
コミュニケーション ･･････････ 25, 29, 43
コミュニケーション強化 ･･･････････ 135
　ーの定義 ･･････････････････････ 135
コミュニケーション促進準備状態 ･･･････ 43
コミュニティヘルス不足 ･････････････ 38
根拠レベル ･････････････････････････ 152

さ

坐位障害 ･･･････････････････････････ 41
在宅療法 ･････････････････････････ 33
在宅療養 ･････････････････････････ 33
坐位中心ライフスタイル ･････････････ 38

し

ジェンダー ･･･････････････････････ 154
時間（多軸構造の） ･･････････････････ 23
糸球体濾過値 ･･････････････････ 75, 89
思考過程混乱 ･････････････････････ 156
自己概念 ･･････････････ 25, 30, 43, 101, 121
自己概念促進準備状態 ･･･････････････ 44
自己コントロール ･････････････････ 132
　ーの定義 ･･････････････････････ 132
自己傷害 ･･･････････････････････････ 51
自己傷害リスク状態 ･･･････････････････ 51
自己尊重強化（NICの介入） ･･･････ 137
　ーの行動 ･･････････････････････ 137

—の定義 ‥‥‥‥‥‥‥‥‥‥‥‥‥ 137	消化器系機能 ‥‥‥‥‥‥‥‥‥‥ 25, 28, 40
自己知覚 ‥‥‥‥ 24, 25, 30, 43, 101, 107, 120	状況的要因 ‥‥‥‥‥‥‥‥‥‥‥‥‥ 112
自己同一性混乱 ‥‥‥‥‥‥‥‥‥‥‥ 43	**床上移動障害** ‥‥‥‥‥‥‥‥‥‥‥‥ 41
自己同一性混乱リスク状態 ‥‥‥‥‥‥ 44	情報収集 ‥‥‥‥‥‥‥‥‥‥‥‥‥‥‥ 2
自殺リスク状態 ‥‥‥‥‥‥‥‥‥‥‥ 51	**静脈血栓塞栓リスク状態** ‥‥‥‥‥ 51, 55
歯生障害 ‥‥‥‥‥‥‥‥‥‥‥‥‥‥ 49	消耗性疲労（名称変更）‥‥‥‥‥‥‥‥ 56
自尊感情 ‥‥‥‥‥ 25, 30, 44, 101, 121	奨励 ‥‥‥‥‥‥‥‥‥‥‥‥‥‥‥‥ 145
自尊感情（NOCの成果）‥‥‥‥‥‥‥ 133	食事療法 ‥‥‥‥‥‥‥‥‥‥ 75, 92, 97
—の指標 ‥‥‥‥‥‥‥‥‥‥‥‥‥ 133	**褥瘡リスク状態** ‥‥‥‥‥‥‥‥‥‥‥ 50
—の測定尺度 ‥‥‥‥‥‥‥‥‥‥‥ 133	**女性器切除リスク状態** ‥‥‥‥‥‥ 51, 55
—の定義 ‥‥‥‥‥‥‥‥‥‥‥‥‥ 133	**ショックリスク状態** ‥‥‥‥‥‥‥‥‥ 50
自尊感情状況的低下 ‥‥‥‥‥ 12, 44, 122	自律 ‥‥‥‥‥‥‥‥‥‥‥‥‥‥‥‥ 147
—の関連因子 ‥‥‥‥‥‥‥‥‥ 12, 123	**自律神経反射異常亢進** ‥‥‥‥‥‥‥‥ 48
—の関連する状態 ‥‥‥‥‥‥‥ 12, 123	**自律神経反射異常亢進リスク状態** ‥‥‥ 48
—の診断指標 ‥‥‥‥‥‥‥‥‥ 12, 123	神経行動ストレス ‥‥‥‥‥‥‥ 25, 35, 47
—のハイリスク群 ‥‥‥‥‥‥‥ 12, 123	心血管 ‥‥‥‥‥‥‥‥‥‥‥‥ 25, 28, 42
自尊感情状況的低下リスク状態 ‥ 44, 122, 131	心血管機能障害リスク状態（削除）‥‥‥‥ 56
—の関連する状態 ‥‥‥‥‥‥‥‥‥ 124	腎血漿流量 ‥‥‥‥‥‥‥‥‥‥‥ 75, 89
—の危険因子 ‥‥‥‥‥‥‥‥‥‥‥ 124	**人工換気離脱困難反応** ‥‥‥‥‥‥‥‥ 42
—の定義 ‥‥‥‥‥‥‥‥‥‥‥‥‥ 122	人口血液透析 ‥‥‥‥‥‥‥‥‥‥ 76, 90
—のハイリスク群 ‥‥‥‥‥‥‥‥‥ 124	**信仰心障害** ‥‥‥‥‥‥‥‥‥‥‥‥ 49
自尊感情慢性的低下 ‥‥‥‥‥‥ 44, 121	**信仰心障害リスク状態** ‥‥‥‥‥‥‥‥ 49
—の定義 ‥‥‥‥‥‥‥‥‥‥‥‥‥ 121	**信仰心促進準備状態** ‥‥‥‥‥‥‥‥‥ 49
自尊感情慢性的低下リスク状態 ‥‥ 44, 122	新生児黄疸（名称変更）‥‥‥‥‥‥‥‥ 56
—の定義 ‥‥‥‥‥‥‥‥‥‥‥‥‥ 122	新生児黄疸リスク状態（名称変更）‥‥‥‥ 56
実施 ‥‥‥‥‥‥‥‥‥‥‥‥‥‥‥ 143	**新生児高ビリルビン血症** ‥‥‥‥‥ 39, 56
死の不安 ‥‥‥‥‥‥‥‥‥‥‥‥‥ 46	**新生児高ビリルビン血症リスク状態** ‥ 39, 56
自発換気障害 ‥‥‥‥‥‥‥‥‥‥‥ 42	**新生児離脱シンドローム** ‥‥‥‥‥ 48, 55
社会的安楽 ‥‥‥‥‥‥‥‥‥ 25, 36, 53	**心臓組織循環減少リスク状態** ‥‥‥‥‥ 42
社会的孤立 ‥‥‥‥‥‥‥‥‥‥ 36, 53	**身体外傷リスク状態** ‥‥‥‥‥‥‥ 50, 56
社会的相互作用 ‥‥‥‥‥‥‥‥‥‥ 132	**身体可動性障害** ‥‥‥‥‥‥‥‥‥‥ 41
社会的相互作用障害 ‥‥‥‥‥‥‥‥ 45	身体損傷 ‥‥‥‥‥‥‥‥‥‥ 25, 36, 49
—の定義 ‥‥‥‥‥‥‥‥‥‥‥‥‥ 132	**身体損傷リスク状態** ‥‥‥‥‥‥‥‥‥ 50
周手術期体位性身体損傷リスク状態 ‥‥ 50	身体的安楽 ‥‥‥‥‥‥‥‥‥ 25, 36, 52
周手術期低体温リスク状態 ‥‥‥‥‥ 52	診断指標 ‥‥‥‥‥‥‥‥‥ 13, 15, 155
集団に対する看護診断 ‥‥‥‥‥‥‥‥ 11	診断の状態（多軸構造の）‥‥‥‥‥‥‥ 23
手術部位感染リスク状態 ‥‥‥‥‥ 49, 55	診断の焦点（多軸構造の）‥‥‥‥‥‥‥ 22
出血リスク状態 ‥‥‥‥‥‥‥‥‥‥ 49	診断の対象（多軸構造の）‥‥‥‥‥‥‥ 22
術後回復遅延 ‥‥‥‥‥‥‥‥‥‥‥ 50	**心的外傷後シンドローム** ‥‥‥‥‥‥‥ 45
術後回復遅延リスク状態 ‥‥‥‥‥‥ 50	**心的外傷後シンドロームリスク状態** ‥‥ 45
出産育児行動促進準備状態 ‥‥‥‥‥ 45	シンドローム ‥‥‥‥‥‥‥‥‥‥ 17, 19
消化 ‥‥‥‥‥‥‥‥‥‥‥‥ 25, 28, 39	—の定義 ‥‥‥‥‥‥‥‥‥‥‥‥‥ 19
障害者手帳 ‥‥‥‥‥‥‥‥‥‥‥ 77, 95	シンドローム型看護診断 ‥‥‥‥‥‥‥ 19
消化管運動機能障害 ‥‥‥‥‥‥‥‥ 40	信念 ‥‥‥‥‥‥‥‥‥‥‥‥ 25, 35, 48
消化管運動機能障害リスク状態 ‥‥‥‥ 41	**心拍出量減少** ‥‥‥‥‥‥‥‥‥‥‥ 42

心拍出量減少リスク状態 · 42
心理社会的健康（NOCの領域）· · · · · · · 71, 131
　－の定義 · 71
心理社会的適応 · 132
　－の定義 · 132
心理的安寧状態 · 132
　－の成果 · 133
　－の定義 · 132
心理的安楽促進 · 135
　－の定義 · 135
心理的ストレス · 111

す

水化 · 25, 28, 39
睡眠 · 25, 28, 41
睡眠促進準備状態 · 41
睡眠剥奪 · 41
睡眠パターン混乱 · 41
スーザン・フォルクマン · · · · · · · · · · · · · · · · 111
頭蓋内許容量減少 · 48
ストレス過剰負荷 · 47
ストレス-コーピング理論 · · · · · · · · · · · · · · · 112
ストレス耐性 · · · · · · · · 24, 25, 35, 45, 109, 112
スピリチュアルウエルビーイング促進準備状態 · · · 48
スピリチュアルペイン · · · · · · · · · · · · · · · · · · 49
スピリチュアルペインリスク状態 · · · · · · · · · 49

せ

性 · 154
成果 · 61, 65, 127
　－の定義 · 127
生活原理 · · · · · · · · · · · · · · · · · 24, 25, 35, 48
成熟 · 114
生殖 · 25, 35, 45
成人期 · 37
成長 · · · · · · · · · · · · · · · · 24, 25, 36, 53, 113
成長不均衡リスク状態（削除）· · · · · · · · · · · 56
性的機能 · 25, 35, 45
性的機能障害 · 45
性同一性 · 25, 35, 45
青年期 · 37
生理学的：基礎（NICの領域）· · · · · · · 64, 66
　－の定義 · 64
生理学的健康（NOCの領域）· · · · · · · · · · · · 71
　－の定義 · 71

生理学的：複雑（NICの領域）· · · · · · · · · · · 64
　－の定義 · 64
セクシュアリティ · · · · · · · 24, 25, 35, 45, 108, 154
摂取 · 25, 28, 38
摂食セルフケア不足 · 42
切迫性尿失禁 · 40
切迫性尿失禁リスク状態 · · · · · · · · · · · · · · · · 40
絶望感 · 43
セルフケア · 25, 28, 42
セルフケア促進準備状態 · · · · · · · · · · · · · · · · 42
セルフネグレクト · 42
先行要件 · 112
前成人期 · 37
全体像 · 4, 116

そ

ソーシャル・サポート · · · · · · · · · · · · · · · · · · 33
測定尺度 · 68, 70
組織統合性障害 · 51
組織統合性障害リスク状態 · · · · · · · · · · · · · · 51

た

体位変換：自力（NOCの成果）· · · · · · · · · · · 68
　－の指標 · 68
　－の測定尺度 · 68
　－の定義 · 68
退院指導 · 31
体液量過剰 · 40
体液量不足 · 40
体液量不足リスク状態 · · · · · · · · · · · · · · · · · · 40
体液量平衡異常リスク状態 · · · · · · · · · · · · · · 40
体液量平衡促進準備状態（削除）· · · · · · · · · 56
体温調節 · 25, 36, 52
体温平衡異常リスク状態（削除）· · · · · · · · · 56
耐久力（NOCの成果）· · · · · · · · · · · · · · · · · · 72
　－の指標 · 72
　－の測定尺度 · 72
　－の定義 · 72
対自己暴力リスク状態 · · · · · · · · · · · · · · · · · · 51
代謝 · 25, 28, 39
代謝平衡異常シンドロームリスク状態 · · · · 39, 54
対他者暴力リスク状態 · · · · · · · · · · · · · · · · · · 51
多軸構造 · 22

ち

地域社会 ······················· 33
地域社会（NICの領域）··········· 64
地域社会コーピング促進準備状態 46
地域社会に対する看護診断 ········· 11
地域社会の健康（NOCの領域）····· 71
　—の定義 ······················ 71
　—の定義 ······················ 64
知覚 ····················· 24, 25, 29, 43, 100
知覚的便秘 ····················· 40
知識獲得促進準備状態 ··········· 43
知識不足 ······················· 43
窒息リスク状態 ················· 50
注意 ····················· 25, 29, 43
中毒リスク状態 ················· 51
中範囲理論 ······················ 21
直接ケア介入 ····················· 63
直観 ···························· 154

て

定義（看護診断の）··············· 13
抵抗力 ························· 36
低体温 ······················· 52
低体温リスク状態 ··············· 52
電解質平衡異常リスク状態 ······· 39
電子カルテシステム ··············· 10
転倒転落リスク状態 ············· 49

と

統合したアセスメント ··········· 5, 118
道徳的苦悩 ····················· 49
糖尿病患者 ························ 3
ドライアイリスク状態 ··········· 49
トラウマ後反応 ············· 25, 35, 45

な・に

ナース主導型治療 ················· 63
ニック ························· 62
乳児期 ························· 37
乳児行動統合障害 ··············· 48
乳児行動統合障害リスク状態 ······ 48
乳児行動統合促進準備状態 ········ 48
乳児突然死症候群リスク状態（名称変更） 56
乳児突然死リスク状態 ········· 50, 56
入浴セルフケア不足 ············· 42

尿失禁 ························· 156
尿閉 ························· 40
尿路損傷リスク状態 ············· 50
人間の尊厳毀損リスク状態 ········ 43
認知 ·················· 24, 25, 29, 43, 100
認知療法 ······················· 135
　—の定義 ····················· 135

ね・の

熱傷凍傷リスク状態 ············· 50
年齢（多軸構造の）··············· 22
ノック ······················· 60
ノンコンプライアンス（削除）······· 56

は

パートナーシップ促進準備状態 ····· 45
徘徊 ························· 41
排泄 ·················· 24, 25, 28, 40, 99
排泄セルフケア不足 ············· 42
排尿障害 ····················· 40
排尿促進準備状態（削除）··········· 56
肺反応 ···················· 25, 28, 42
ハイリスク群 ····················· 13
パス ························· 158
発達 ················· 24, 25, 36, 53, 113
発達課題 ······················· 114
発達図式（エリクソンの）··········· 37
発達段階 ······················· 37
発達遅延リスク状態 ············· 53
発達理論 ······················· 37
母親／胎児二者関係混乱リスク状態 · 45
パワー促進準備状態 ············· 47
反射性尿失禁 ················· 40
半側無視 ····················· 43
判断（多軸構造の）··············· 22
反応（健康問題に対する）······ 7, 25, 58, 121. 151

ひ

非効果的家族健康管理 ············ 38
非効果的気道浄化 ··············· 49
非効果的健康維持 ··············· 38
非効果的健康管理 ··············· 38
非効果的行動計画 ··············· 45
非効果的行動計画リスク状態 ······ 46
非効果的コーピング ············· 46

非効果的呼吸パターン ・・・・・・・・・・・・・・・・ 42
非効果的出産育児行動 ・・・・・・・・・・・・・・・・ 45
非効果的出産育児行動リスク状態 ・・・・・・・・・・ 45
非効果的消化管組織循環リスク状態（削除）・・・ 56
非効果的衝動コントロール ・・・・・・・・・・・・・・ 43
非効果的小児食生活動態 ・・・・・・・・・・・・ 39, 54
非効果的腎臓組織循環リスク状態（削除）・・・ 56
非効果的青年食生活動態 ・・・・・・・・・・・・ 39, 54
非効果的セクシュアリティパターン ・・・・・・・・ 45
非効果的体温調節機能 ・・・・・・・・・・・・・・・・ 52
非効果的体温調節機能リスク状態 ・・・・・・ 52, 55
非効果的地域社会コーピング ・・・・・・・・・・・・ 46
非効果的抵抗力 ・・・・・・・・・・・・・・・・・・・・ 38
非効果的乳児食生活動態 ・・・・・・・・・・・・ 39, 54
非効果的乳児哺乳パターン ・・・・・・・・・・・・・・ 39
非効果的脳組織循環リスク状態 ・・・・・・・・・・ 42
非効果的パートナーシップ ・・・・・・・・・・・・・・ 44
非効果的パートナーシップリスク状態 ・・・・・・ 44
非効果的否認 ・・・・・・・・・・・・・・・・・・・・・・ 46
非効果的母乳栄養 ・・・・・・・・・・・・・・・・・・・・ 39
非効果的末梢組織循環 ・・・・・・・・・・・・・・・・ 42
非効果的末梢組織循環リスク状態 ・・・・・・・・ 42
非効果的役割遂行 ・・・・・・・・・・・・・・・・・・・・ 45
悲嘆 ・・・・・・・・・・・・・・・・・・・・・・・・・・・・ 47
悲嘆複雑化 ・・・・・・・・・・・・・・・・・・・・・・・・ 47
悲嘆複雑化リスク状態 ・・・・・・・・・・・・・・・・ 47
泌尿器系機能 ・・・・・・・・・・・・・・・・ 25, 28, 40
皮膚統合性障害 ・・・・・・・・・・・・・・・・・・・・ 50
皮膚統合性障害リスク状態 ・・・・・・・・・・・・ 50
肥満 ・・・・・・・・・・・・・・・・・・・・・・・・・・・・ 39
評価 ・・・・・・・・・・・・・・・・・・・・・・・・・・・143
標準看護計画 ・・・・・・・・・・・・・・・・・・・・・・159

ふ

不安 ・・・・・・・・・・・・・・・・・・・・・・・・・・・・ 46
不安軽減（NICの介入）・・・・・・・・・・・・・・・129
　―の行動 ・・・・・・・・・・・・・・・・・・・・・・・129
　―の定義 ・・・・・・・・・・・・・・・・・・・・・・・129
不安定性情動コントロール ・・・・・・・・・・・・・・ 43
不安のレベル（NOCの成果）・・・・・・・・・・・126
　―の指標 ・・・・・・・・・・・・・・・・・・・・・・・126
　―の測定尺度 ・・・・・・・・・・・・・・・・・・・・126
　―の定義 ・・・・・・・・・・・・・・・・・・・・・・・126
フィードバック（看護過程の）・・・・・・・・・・・148
部位（多軸構造の）・・・・・・・・・・・・・・・・・・ 22

腹圧性尿失禁 ・・・・・・・・・・・・・・・・・・・・・・ 40
不使用性シンドロームリスク状態 ・・・・・・・・ 41
部分的なアセスメント ・・・・・・・・・・・・・・・・・・ 5
不眠 ・・・・・・・・・・・・・・・・・・・・・・・・・・・・ 41
プロフィール ・・・・・・・・・・・・・・・・・・・ 5, 117
分岐点としての危機 ・・・・・・・・・・・・・・・・・・ 37
分娩陣痛 ・・・・・・・・・・・・・・・・・・・・・・・・ 52
分類法Ⅱ（看護診断）・・・・・・・・・・・・・・・・ 22
　―の領域 ・・・・・・・・・・・・・・・・・・・・・・・ 24
　―の類 ・・・・・・・・・・・・・・・・・・・・・・・・ 24

へ

ペアレンティング障害 ・・・・・・・・・・・・・・・・ 44
ペアレンティング障害リスク状態 ・・・・・・・・・・ 44
ペアレンティング促進準備状態 ・・・・・・・・・・ 44
ヘルスシステム（NICの領域）・・・・・・・・・・・ 64
　―の定義 ・・・・・・・・・・・・・・・・・・・・・・・ 64
ヘルスプロモーション ・・・・・・ 24, 25, 26, 38, 88, 94
ヘルスプロモーション型看護診断 ・・・ 12, 17, 18. 23
ヘルスリテラシー促進準備状態 ・・・・・・・・ 38, 54
便失禁 ・・・・・・・・・・・・・・・・・・・・・・・・・・ 41
ヘンダーソン ・・・・・・・・・・・・・・・・・・・・ 2, 59
便秘 ・・・・・・・・・・・・・・・・・・・・・・・・・・・・ 40
便秘リスク状態 ・・・・・・・・・・・・・・・・・・・・ 40

ほ

防衛的コーピング ・・・・・・・・・・・・・・・・・・・・ 46
防御 ・・・・・・・・・・・・・・・・・・・・・ 24, 25, 35, 49
防御機能 ・・・・・・・・・・・・・・・・・・・・ 25, 36, 51
暴力 ・・・・・・・・・・・・・・・・・・・・・・ 25, 36, 51
北米看護診断協会インターナショナル ・・・・・・ 7
歩行障害 ・・・・・・・・・・・・・・・・・・・・・・・・ 41
ボディイメージ ・・・・・・・・ 25, 30, 44, 101, 121
ボディイメージ混乱 ・・・・・・・・・・・・・・ 44, 122
　―の定義 ・・・・・・・・・・・・・・・・・・・・・・・122
ボディイメージの変化 ・・・・・・・・・・・・・・・・ 15
ボディメカニクスの促進（NICの介入）・・・・・・ 65
　―の行動 ・・・・・・・・・・・・・・・・・・・・・・・ 65
　―の定義 ・・・・・・・・・・・・・・・・・・・・・・・ 65
母乳栄養促進準備状態 ・・・・・・・・・・・・・ 18, 39
　―の診断指標 ・・・・・・・・・・・・・・・・・・・・ 18
　―の定義 ・・・・・・・・・・・・・・・・・・・・・・・ 18
母乳栄養中断 ・・・・・・・・・・・・・・・・・・・・・・ 39
母乳分泌不足 ・・・・・・・・・・・・・・・・・・・ 38, 56

ま

末梢性神経血管性機能障害リスク状態 ・・・・・・・・・ 50
慢性機能性便秘 ・・・・・・・・・・・・・・・・・・・・・・・・・・・ 40
慢性機能性便秘リスク状態 ・・・・・・・・・・・・・・・・・・ 40
慢性混乱 ・・・・・・・・・・・・・・・・・・・・・・・・・・・・・・・・・ 43
慢性糸球体腎炎 ・・・・・・・・・・・・・・・・・・・・・ 75, 88
慢性腎不全 ・・・・・・・・・・・・・・・・・・・・・・・・・ 75, 88
慢性疼痛 ・・・・・・・・・・・・・・・・・・・・・・・・・・・・・・・・・ 52
慢性疼痛シンドローム ・・・・・・・・・・・・・・・ 19, 52
　　－の診断指標 ・・・・・・・・・・・・・・・・・・・・・・・・・ 19
　　－の定義 ・・・・・・・・・・・・・・・・・・・・・・・・・・・・・ 19
慢性悲哀 ・・・・・・・・・・・・・・・・・・・・・・・・・・・・・・・・・ 47

む・め

無力感 ・・・・・・・・・・・・・・・・・・・・・・・・・・・・・・・・・・・ 47
無力感リスク状態 ・・・・・・・・・・・・・・・・・・・・・・・・・ 47
命題 ・・・・・・・・・・・・・・・・・・・・・・・・・・・・・・・・・・・・・・ 21

も

問題（看護上の）・・・・・・・・・・・・・・・・・・・・・・・・・・・・7
　　－（健康）・・・・・・・・・・・・・・・・・・・・・・・・・ 7, 121
問題焦点型看護診断 ・・・・・・・・・・・・・ 12, 17, 23

や

役割関係 ・・・・・・・・・・・・・・・ 24, 25, 33, 44, 108
役割遂行 ・・・・・・・・・・・・・・・・・・・・・・・ 25, 33, 44

ゆ・よ

遊戯期 ・・・・・・・・・・・・・・・・・・・・・・・・・・・・・・・・・・ 37

幼児期初期 ・・・・・・・・・・・・・・・・・・・・・・・・・・・・・ 37
ヨード造影剤有害作用リスク状態 ・・・・・・・・・・・・・ 51

ら

ラテックスアレルギー反応 ・・・・・・・・・・・・・ 51, 56
ラテックスアレルギー反応リスク状態 ・・・・・・・ 51, 56

り・る

リスク型看護診断 ・・・・・・・・・・・・ 12, 17, 23, 156
リスク傾斜健康行動 ・・・・・・・・・・・・・・・・・・・・・・・ 38
リチャード・ラザルス ・・・・・・・・・・・・・・・・・・・・・ 111
立位障害 ・・・・・・・・・・・・・・・・・・・・・・・・・・・・・・・・・ 41
領域（看護診断の）・・・・・・・・・・・・・・・・・・・・・・・ 24
　　－（NICの）・・・・・・・・・・・・・・・・・・・・・・・・・ 64
　　－（NOCの）・・・・・・・・・・・・・・・・・・・・・ 67, 71
理論 ・・・・・・・・・・・・・・・・・・・・・・・・ 21, 37, 151
臨床判断 ・・・・・・・・・・・・・・・・・・・・・・・ 7, 11, 151
類（看護診断の）・・・・・・・・・・・・・・・・・・・・・・・・・ 24

れ

レイプー心的外傷シンドローム ・・・・・・・・・・・・・ 45
レジリエンス障害 ・・・・・・・・・・・・・・・・・・・・・・・・・ 47
レジリエンス障害リスク状態 ・・・・・・・・・・・・・・・ 47
レジリエンス促進準備状態 ・・・・・・・・・・・・・・・・・ 47

ろ

労働災害リスク状態 ・・・・・・・・・・・・・・・・・・・ 51, 55
老年期 ・・・・・・・・・・・・・・・・・・・・・・・・・・・・・・・・・・ 37

黒田裕子の

入門・看護診断 改訂第3版

2005年8月1日	第1版第1刷発行	著 者	黒田 裕子
2009年5月25日	第2版第1刷発行	発行者	有賀 洋文
2018年6月25日	第3版第1刷発行	発行所	株式会社 照林社

〒112-0002
東京都文京区小石川2丁目3-23
電　話　03-3815-4921（編集）
　　　　　03-5689-7377（営業）
http://www.shorinsha.co.jp/
印刷所　大日本印刷株式会社